PILIERS de la SANTÉ

W0351529

JE MINCIS AVEC

LE RÉGIME IG BAS

THIERRY SOUCCAR ÉDITIONS

Documentation numérique :
Pour retrouver la **liste des aliments courants et leur index glycémique ainsi que les recettes citées dans les différents menus du programme**, flashez le QR-code ci-dessous :

Conception graphique :
Le Bureau des Affaires Graphiques (BDAG)
Mise en pages :
Marthe Oréal | Studio SMARTHE
Illustrations : couverture © Marthe Oréal | Studio SMARTHE
pages intérieures © Marthe Oréal | Studio SMARTHE (p.12, 36, 58, 80)
© Shutterstock (autres pages)
Photos : © Shutterstock

Dépôt légal : 3e trimestre 2022

ISSN : 2825-6387
ISBN : 978-2-36549-583-7
ISBN ebook : 978-2-36549-584-4

Imprimé et façonné en France par Dupliprint (Mayenne)

PILIERS de la SANTÉ

SOMMAIRE

Introduction 4

Semaine 1 Les grands principes du programme 12

Semaine 2 La phase offensive 36

Semaine 3 La phase déstockage 58

Semaine 4 La phase stabilisation 80

Bilan 94

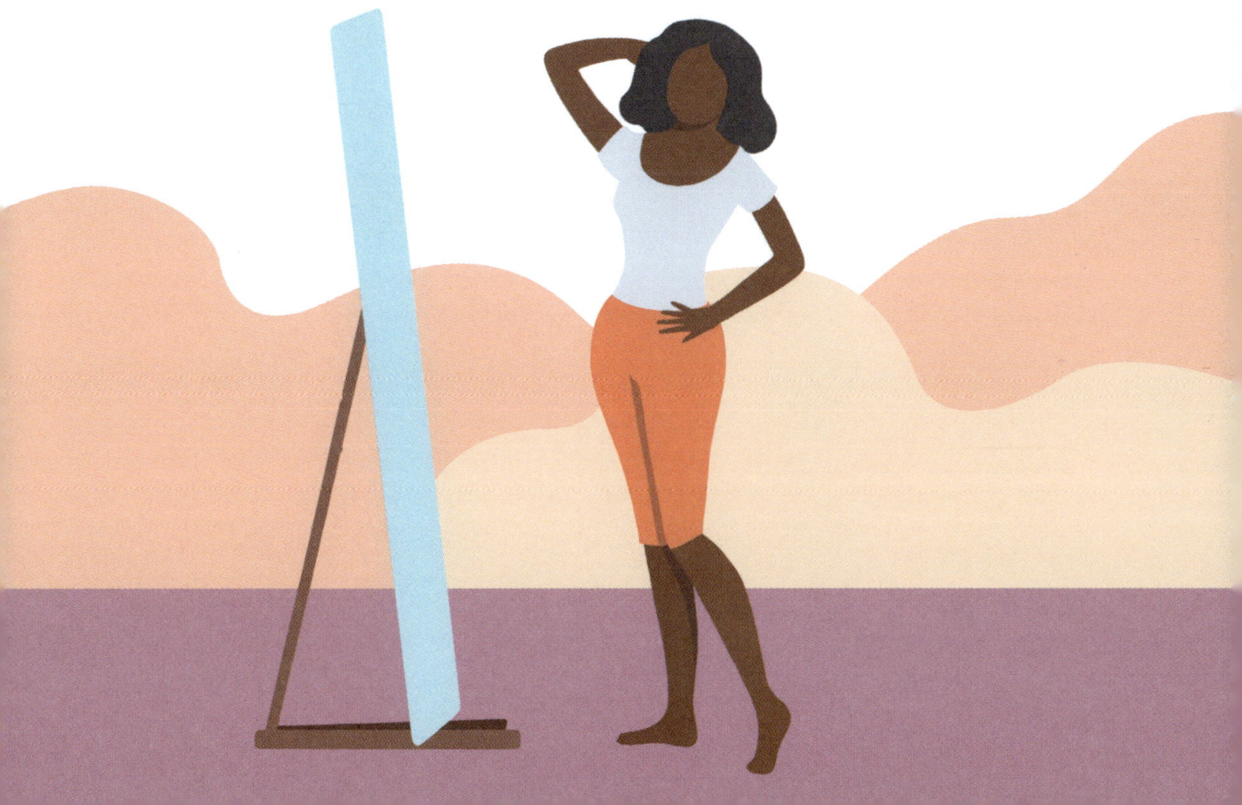

INTRODUCTION

Ce guide va vous faire découvrir un régime minceur différent de tous les autres. En 4 semaines, vous allez revisiter votre alimentation ; vous pourrez manger de tout, simplement vous allez apprendre à bien choisir vos glucides. Votre silhouette va naturellement s'affiner sur la durée et vous renouerez avec une bonne santé.

Le régime IG bas que je vous présente dans ce livre est l'aboutissement de plusieurs années de recherche, notamment sur le rôle prépondérant de l'index glycémique dans la stabilisation du poids après une phase d'amincissement, ainsi que sur les effets bénéfiques de cette alimentation sur la silhouette et sur la santé en général (prévention du diabète de type 2, des maladies cardio-vasculaires). Seul régime à avoir fait la preuve de son efficacité sur le long terme, il diffère par bien des aspects des autres régimes proposés jusqu'à présent.

Il ne s'agit donc pas d'un des derniers régimes « flash » qui vous fait perdre vos kilos de façon spectaculaire et qui, une fois terminé, vous abandonne à vos anciens choix alimentaires et culinaires. Car la réelle performance d'un régime, ça n'est pas de vous faire maigrir, **c'est de vous empêcher de « regrossir » !** Le régime IG bas est bien plus qu'un simple programme minceur. Exit les régimes drastiques où l'on ne voyait que par le quantitatif ou les associations entre protéines, lipides et glucides... L'heure du qualitatif a sonné et vous voilà au seuil de cette porte qu'il ne vous reste plus qu'à franchir.

Parce qu'il n'est jamais simple d'entamer et surtout de poursuivre un régime seul, j'ai choisi de vous guider pas à pas dans ce changement d'alimentation. Je vais vous apprendre à modifier progressivement vos habitudes alimentaires ; celles qui précisément vous ont fait prendre du poids. L'objectif de ce guide n'est pas de vous livrer des listes d'aliments interdits et autorisés, mais de vous expliquer pourquoi tel ou tel aliment va vous aider à contrôler votre poids ou au contraire va perturber votre organisme et attiser votre appétit. Ainsi, je souhaite que vous deveniez de façon durable acteur de votre alimentation et donc acteur de votre poids et de votre santé.

Le régime IG bas est proche du régime ancestral suivi par l'Homme depuis des centaines de milliers d'années : il est donc parfaitement adapté à nos gènes et à notre physiologie. Loin de vous rendre malade, il va au contraire vous aider à conserver votre santé, et si vous l'aviez perdue, vous aider à la retrouver. Là où les autres régimes ont échoué, il va vous aider à parvenir à vos objectifs en termes de poids. Non seulement vous allez mincir, mais vous allez adopter de bonnes habitudes alimentaires pour le reste de votre vie, et les communiquer à votre famille ou votre entourage. Vous vous sentirez rapidement plein d'énergie et d'allant.

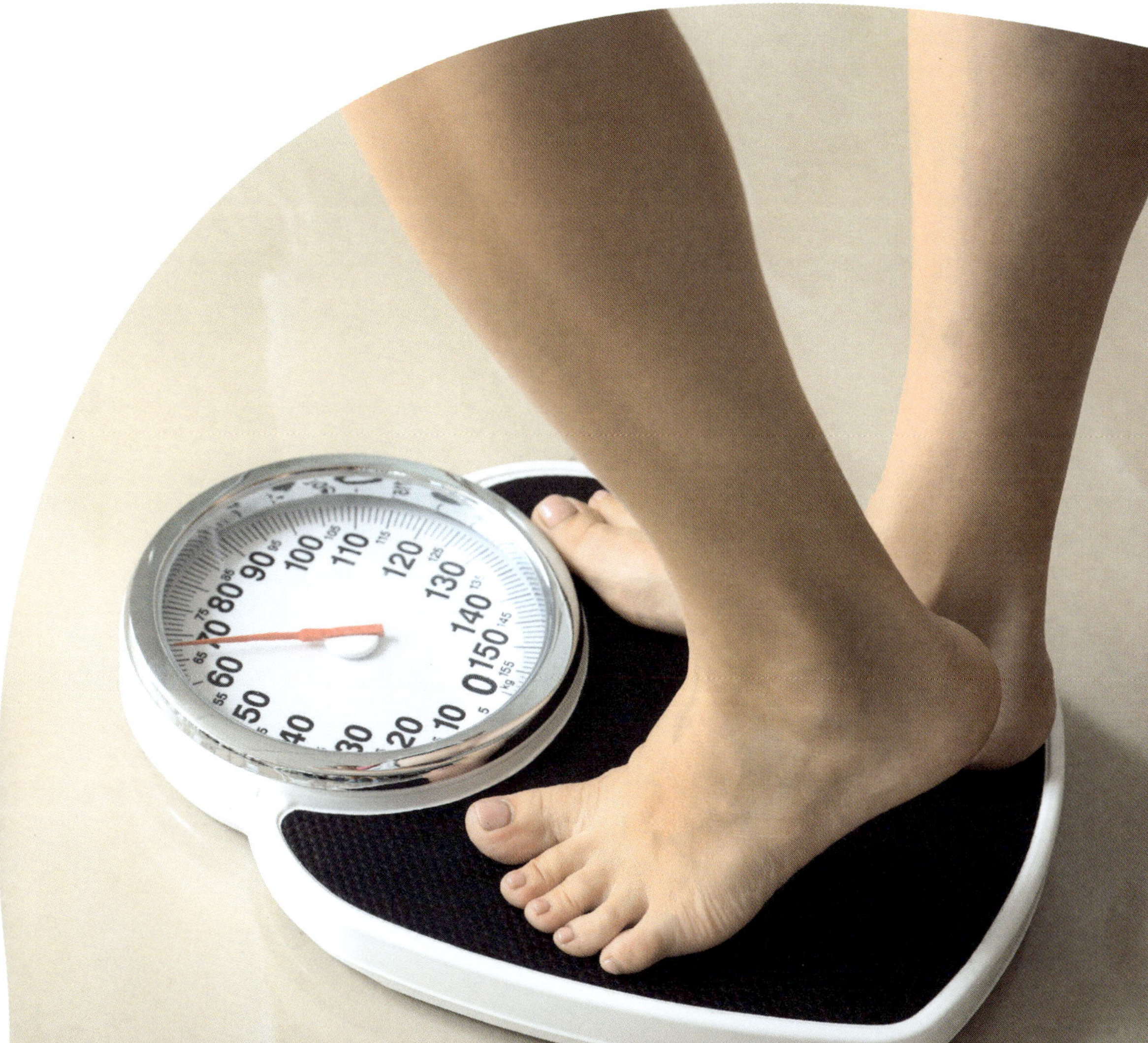

→ Enfin un régime efficace et facile à suivre

Parmi les régimes amaigrissants, on distingue schématiquement quatre tendances :

- les régimes basses calories ;
- les régimes restrictifs en tout genre ;
- les régimes dissociés (on sépare les différentes catégories alimentaires au cours d'une journée ou d'une semaine) ;
- les régimes hyperprotéinés.

Tous échouent parce qu'ils sont impossibles à suivre au-delà de quelques semaines ou quelques mois. Ils sont tellement restrictifs et contraignants qu'au bout d'un moment, on baisse les bras. À cela, quatre raisons :

1. **le régime en question est trop compliqué, ou il exige de compter scrupuleusement les calories, de mesurer et peser les portions ;**
2. **le régime laisse celui qui le suit en état de faim permanente (ex : régimes basses calories) ;**
3. **le régime est source de frustrations insurmontables (c'est le cas des régimes pauvres en graisses) ;**
4. **le régime est si peu adapté à la physiologie qu'il retentit sur l'état de santé (comme les régimes hyperprotéinés lorsqu'ils sont suivis trop longtemps).**

À l'inverse, la performance du régime IG bas, c'est qu'il se suit sans difficulté aucune. Il est d'une grande simplicité : pas de calories à compter, pas d'aliments à marier entre eux ou au contraire à éloigner les uns des autres. Il n'attise pas l'appétit outre mesure ; au contraire, il prolonge la satiété.

Dans les autres régimes, les frustrations naissent du fait qu'on ne peut plus consommer de glucides (régimes *low carb*) ou de graisses (régimes *low fat*), alors même que nous avons une appétence naturelle pour les aliments qui en sont riches. Or le régime IG bas n'exclut pas d'aliments sur la base de leur teneur en glucides et en graisses : les céréales et les graisses ne sont pas interdites, c'est leurs qualités qui sont visées. Vous pourrez manger du pain, des pâtes, du riz, des céréales en quantité raisonnable du moment que ces aliments possèdent un IG bas. Seulement voilà, il va vous falloir apprendre à les reconnaître et démasquer ceux dont l'index glycémique est élevé. Ce n'est pas très compliqué et les pages qui suivent vont vous y aider.

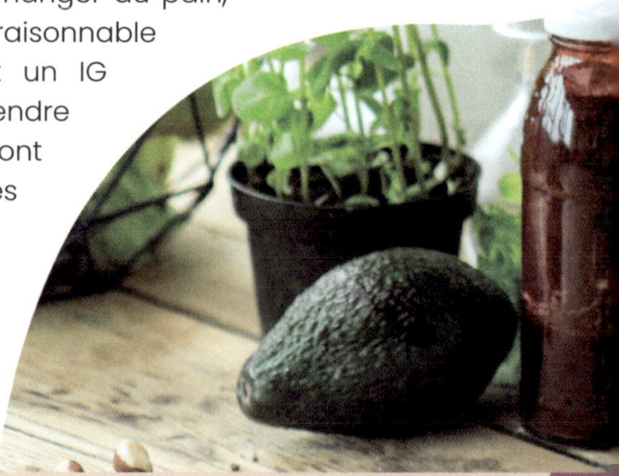

Durant ces 4 semaines, vous allez donc devenir incollable sur l'index glycémique et ses effets spectaculaires. Je vais tout d'abord vous expliquer, durant la première semaine, les grands principes du programme afin que vous débutiez sur de bonnes bases. Ensuite, vous entrerez dans le vif du sujet ! Les 3 semaines suivantes seront consacrées aux différentes phases du régime afin d'avoir un programme complet. On débutera par la phase (offensive) la plus ardue puisqu'il faudra changer votre alimentation et votre mode de vie. Puis, la phase déstockage sera là pour consolider vos acquis et vous octroyer aussi quelques souplesses. Enfin la 4e semaine permettra de peaufiner tout le travail que vous aurez déjà effectué, pour une nouvelle routine de vie !

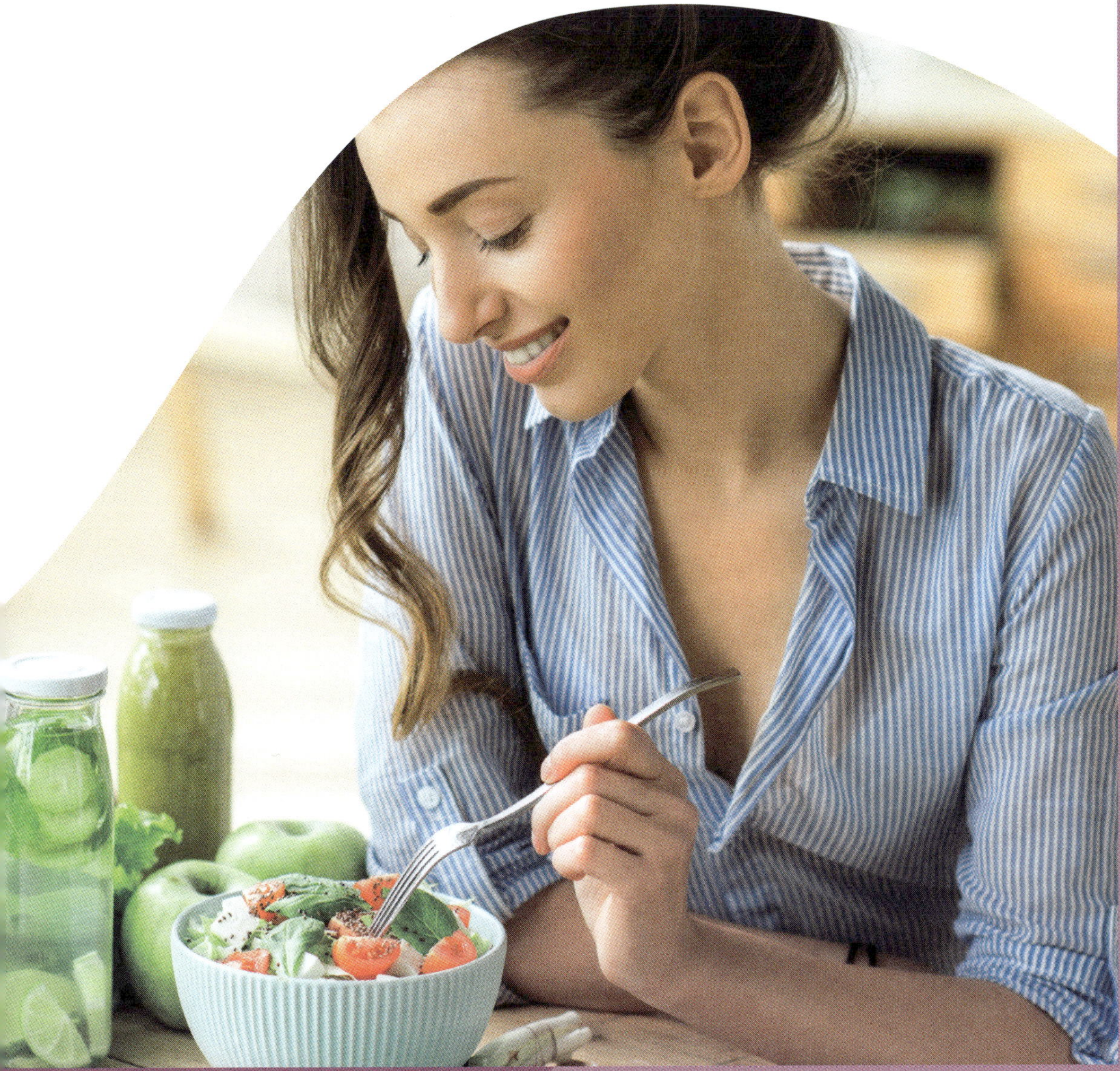

Les 10 commandements du régime IG bas

1 DES LÉGUMES À CHAQUE REPAS, LA MOITIÉ DE L'ASSIETTE

Les légumes jouent un rôle central dans ce régime, parce qu'ils ont un IG bas et diminuent la sensation de faim. Ils doivent représenter au moins la moitié de chaque repas. C'est facilement réalisable avec une entrée de crudités, des légumes cuits en accompagnement du plat ou encore une portion de salade verte avec le fromage. Attention : les pommes de terre ne sont ni considérées comme des légumes ni comme des féculents à IG bas. Nous verrons qu'elles ont un IG élevé.

2 DES FRUITS FRAIS OU SECS 2 À 3 FOIS PAR JOUR

La majorité des fruits ayant un IG bas à modéré, ils ont donc toute leur place dans ce régime, à condition qu'ils soient entiers et non sous forme de jus de fruits. Ils remplacent facilement la gourmandise sucrée de l'après-midi et sont parfaits pour terminer les repas sur une note naturellement sucrée.

3 DU PAIN ET DES CÉRÉALES À IG BAS OU MODÉRÉ (INFÉRIEUR À 55)

Par exemple : pains bis ou complets multicéréales (blé + avoine, orge ou seigle) au levain, du riz complet ou du riz basmati (même blanc), des pâtes cuites *al dente*, du quinoa... Même si ces types de pains sont plus chers à l'achat, ils se conservent jusqu'à 1 semaine, donc pas de gaspillage et surtout, ils apportent des vitamines et des minéraux indispensables au bon fonctionnement de votre organisme. Si vous consommez des céréales au petit déjeuner, les plus favorables sont les flocons d'avoine traditionnels ou des mueslis.

4 DES LÉGUMES SECS 2 FOIS PAR SEMAINE

Riches en vitamines et minéraux, mais aussi en protéines, ils ont un IG bas tout en apportant peu de calories. Ils permettent aussi de faire le plein de fibres, indispensables à l'équilibre du microbiote. Ils contribuent ainsi à la bonne santé du système digestif et au maintien du poids.

5 DES OLÉAGINEUX (NOISETTES, AMANDES...) CHAQUE JOUR

Certes les oléagineux sont caloriques, mais ce sont des calories pleines ! Ils regorgent de protéines, de bonnes graisses, de vitamines, de minéraux et de fibres qui rassasient durablement et sont indispensables au bon fonctionnement du cerveau, du cœur et des artères. Donc aucune crainte de prendre des kilos ! Ils agrémenteront à merveille vos plats ainsi que vos desserts et pourront être consommés en cas de petite faim.

6 DU POISSON 2 À 3 FOIS PAR SEMAINE

Le poisson n'a pas d'impact sur la glycémie puisqu'il ne contient pas de glucides. Certains poissons dits « gras », comme les sardines ou les maquereaux, apportent souvent des oméga-3 qui réduisent le risque de maladies cardio-vasculaires, jouent un rôle dans le fonctionnement cérébral et préviendraient en particulier les baisses de moral.

7 DE LA VIANDE, DES ŒUFS DE PLEIN AIR 2 À 4 FOIS PAR SEMAINE

Viandes rouges pour les femmes entre puberté et ménopause (en raison des besoins en fer), viandes blanches de préférence pour les autres femmes et la plupart des hommes. Les œufs sont bons pour tous. Pour les végétaliens, le tofu offre une excellente alternative à la viande. Tous ces aliments ont un IG bas.

8 DES LAITAGES AVEC MODÉRATION

Pas plus de 1 à 2 par jour, en raison de leurs effets marqués sur l'insuline (lait et yaourts). Les fromages ne sollicitent pas l'insuline, mais ils sont riches en graisses saturées et souvent trop salés. Même avec peu de laitages, le régime IG bas assure aux os une bonne santé parce qu'il est riche en potassium et en calcium (fruits, légumes, céréales complètes).

9 DE L'HUILE DE COLZA ET D'OLIVE PORTANT LA MENTION « PRESSION À FROID »

L'huile d'olive pourra s'utiliser pour la cuisson puisqu'elle supporte bien les hautes températures et l'huile de colza pour les crudités afin d'apporter tous les acides gras essentiels. Des purées d'oléagineux pourront aussi remplacer le beurre pour les tartines, par exemple.

10 DE LA FRUGALITÉ, DU PLAISIR ET DE LA BONNE HUMEUR

Il vous faudra vous familiariser avec deux habitudes qui font partie intégrante du régime IG bas : ne pas attendre d'être affamé pour se mettre à table et ne pas attendre d'être totalement rassasié avant d'en sortir ! Choisir de petites assiettes pour y mettre de petites portions et surtout mâcher longuement afin d'éviter les inconforts digestifs et de détecter les signaux de satiété (un repas pris trop rapidement, même copieux, ne rassasie pas).

Et vous pourrez inclure tous les aliments à IG bas que vous trouverez, si vous ne prenez pas plaisir à manger, vos efforts risquent d'être réduits à néant en un rien de temps. Le corps a besoin de manger des aliments qu'il aime et ceci dans une ambiance détendue, sereine et sans stress.

LE RÉGIME IG BAS EST-IL FAIT POUR VOUS ?

Pour le savoir, faites ce test.

1 Dans l'idéal, vous seriez ravi si vous perdiez :

A. 6 kg et plus
B. 4 à 5 kilos
C. 2 à 3 kilos
D. 1 kilo ou moins

2 Quelle situation vous caractérise le mieux ?

A. Je déteste suivre un régime
B. Je commence un régime, mais je n'arrive pas à le terminer
C. Je suis fidèlement un régime, mais je finis par reprendre du poids
D. Lorsque je le veux, je perds facilement du poids

3 Au petit déjeuner :

A. Je prends un grand verre de jus de fruits et un café sucré
B. Je mange surtout des corn flakes, du blé ou du riz soufflé
C. Je mange surtout des tartines de miel et confiture
D. Je mange surtout des flocons d'avoine ou du muesli

4 Quel est le pain que vous achetez le plus souvent ?

A. Baguette ou pain de mie
B. Pain de blé semi-complet
C. Pain de blé complet
D. Pain de seigle ou multicéréales complet au levain

5 Quel est le type de riz que vous consommez le plus souvent ?

A. Riz blanc cuisson rapide
B. Riz blanc cuisson normale
C. Riz semi-complet
D. Riz basmati ou complet

6 Vous mangez des pommes de terre en purée, frites ou chips :

A. Plus de deux fois par semaine
B. Une à deux fois par semaine
C. Moins d'une fois par semaine
D. Jamais

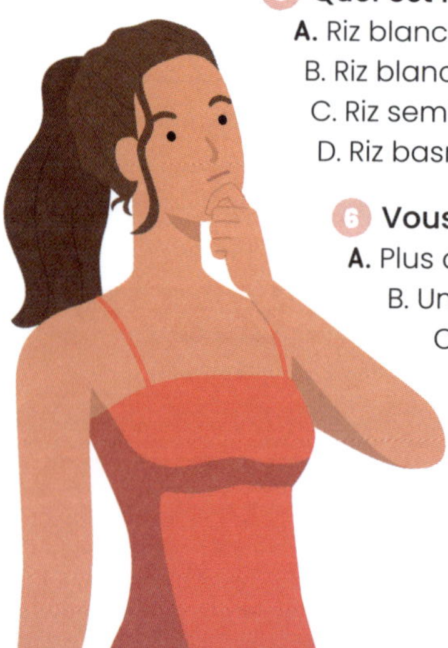

7 **Vous buvez du soda ou des boissons aux fruits :**

A. Tous les jours
B. Trois à quatre fois par semaine
C. Deux fois par semaine
D. Une fois par semaine ou moins

8 **Vous mangez des barres chocolatées, des biscuits, des viennoiseries ou des pâtisseries :**

A. Tous les jours
B. Trois à quatre fois par semaine
C. Deux fois par semaine
D. Une fois par semaine ou moins

RÉSULTATS

Comptez vos points sachant que :

A = 4 points
B = 3 points
C = 2 points
D = 1 point

→ VOUS AVEZ 22 POINTS ET PLUS

Pas de doute : si vous avez des kilos à perdre, ou des kilos à ne plus reprendre, la réussite est proche. En adoptant une alimentation à IG bas, vous allez retrouver en quelques semaines votre taille et votre poids idéal, tout en donnant à votre corps les moyens de mieux se défendre contre les maladies chroniques !

→ VOUS AVEZ 16 À 21 POINTS

Il y a dans votre alimentation de bonnes choses, mais encore trop d'erreurs pour pouvoir prétendre à un poids stable et satisfaisant : le vôtre a tendance à faire le yo-yo. Optez pour des aliments à IG bas ou modéré et vous verrez avec quelle facilité vos objectifs sont atteints. La forme et le tonus à la clé !

→ VOUS AVEZ 10 À 15 POINTS

Vous avez compris l'intérêt d'une alimentation de qualité. Vous êtes très attentif au choix de ce que vous mangez et vous en retirez des bénéfices. Pourquoi vous arrêter en si bon chemin ? Vous n'aurez aucun mal à faire le petit pas qui vous sépare de l'équilibre alimentaire optimal que représentent les aliments à IG bas.

→ VOUS AVEZ MOINS DE 10 POINTS

Bravo ! Vous avez de très bonnes habitudes alimentaires pour ce qui est de la place des glucides, et vous en retirez les bénéfices. Si vous suivez les principes du régime que nous recommandons, vous saurez aussi optimiser vos choix en matière de graisses et de protéines. Avec la garantie de disposer du meilleur régime alimentaire actuel pour rester mince et en bonne santé.

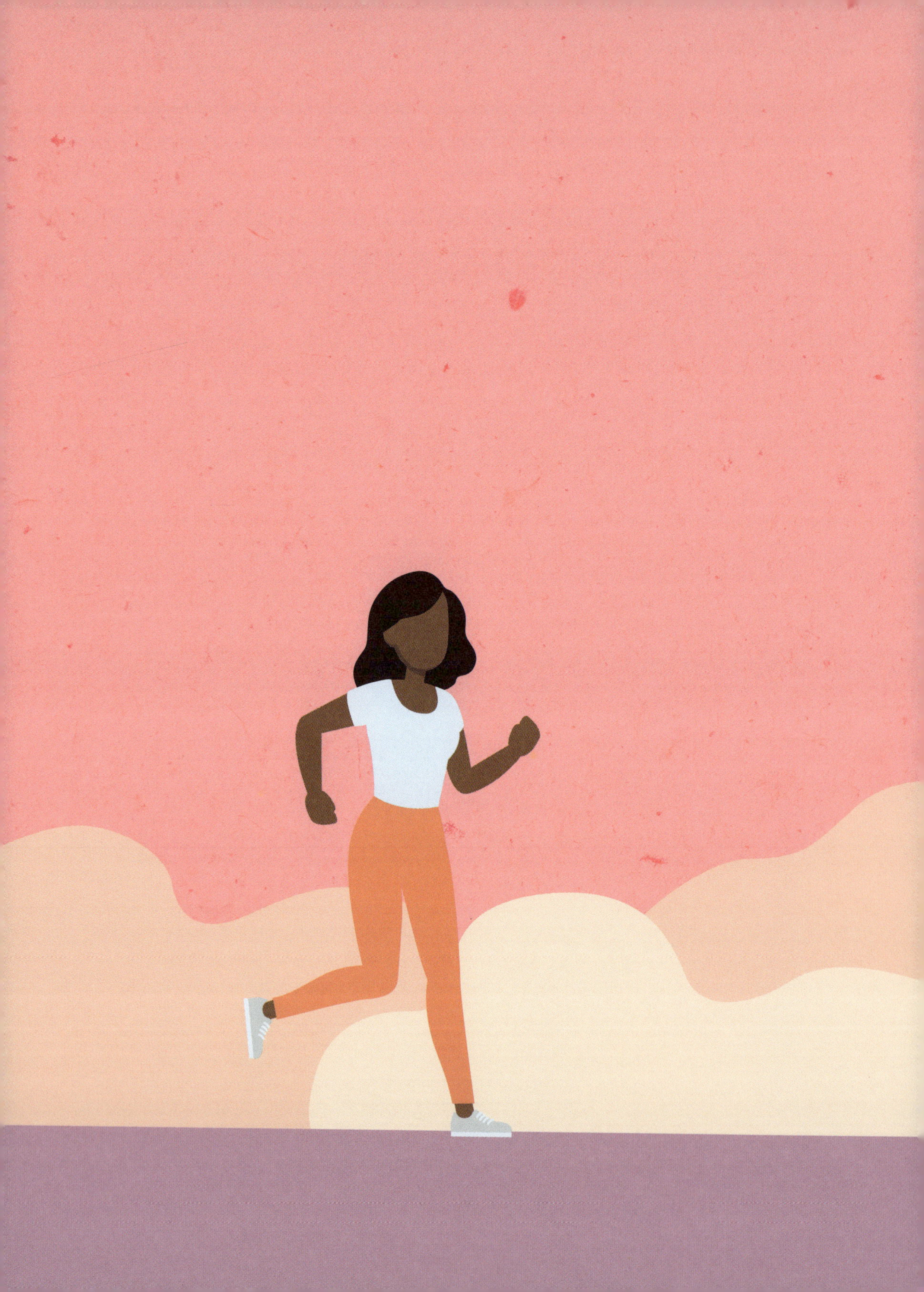

LES GRANDS PRINCIPES
DU PROGRAMME

SEMAINE

1

PERTE DE POIDS : LA FAUSSE VÉRITÉ

Voilà près de 40 ans que biochimistes, épidémiologistes et cliniciens ont commencé à se pencher sur le problème de l'obésité en essayant d'élucider les mécanismes de régulation du poids. Parce que 1 g de graisses apporte 9 calories (kcal) alors que 1 g de glucides n'en apporte que 4, c'est tout naturellement vers les graisses que les regards se sont tournés. Dans les années 1960, on a donc cru que pour maigrir il suffisait d'appliquer une recette toute simple : moins de graisses, plus de glucides, en particulier plus de glucides complexes (pain, riz, pommes de terre...). Lorsque vous mangez un demi-pot de rillettes, vous ingérez 400 calories. Si vous avalez le même poids de purée de pommes de terre, vous n'en ingérez plus que 90. En diminuant les aliments riches en graisses au profit des aliments riches en glucides, tout le monde s'est dit que *forcément* on allait consommer moins de calories et donc stocker moins de graisses.

Malheureusement, c'est faux. On ne maigrit pas en réduisant la part des graisses dans l'alimentation. C'est en partie à cause de cette méprise que le surpoids continue de progresser. Et c'est cette méprise qui explique que la plupart des régimes ne marchent pas. Sur ce principe erroné ont été élaborés les fameux régimes pauvres en matières grasses, riches en glucides suivis par des dizaines de millions de personnes.

À RETENIR

Avec un régime pauvre en graisses, vous pouvez espérer perdre 3 à 4 kilos tout au plus, mais lors de la reprise d'une alimentation normale, les kilos réapparaissent.

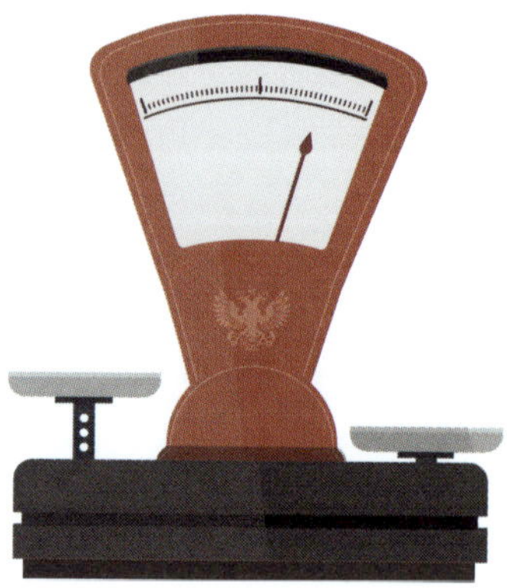

L'erreur des Américains

En 1960, 13,4 % de la population américaine était obèse ou en surpoids. À cette époque, un Américain consommait 42 % de ses calories sous la forme de graisses. À partir de 1961, le ministère de la Santé des États-Unis mit sur pied des campagnes de sensibilisation pour manger moins gras, et privilégier le pain, les pommes de terre, et le riz. Comme en Chine, car des chercheurs américains avaient remarqué que là-bas la population était mince et mangeait beaucoup de riz (un glucide) et très peu de graisses ! En 1970, la part des graisses dans l'alimentation américaine est passée à 40 % puis à 37 % en 1980. En revanche, les glucides ont augmenté en proportion. Mais ce n'était pas encore suffisant pour le gouvernement américain...

Puisque l'ennemi ce sont les graisses, l'industrie agroalimentaire n'a pas tardé à proposer des aliments allégés. À partir des années 1980, déferlent des produits débarrassés de leurs graisses et baptisés *light* (léger). Dans le même temps, comme les produits céréaliers et les pommes de terre étaient encensés par les nutritionnistes, les industriels de l'agroalimentaire en ont inondé le marché : pains de mie, baguettes, croissants et viennoiseries, céréales du petit déjeuner, biscuits et gâteaux, crackers, frites surgelées, pommes de terre en flocons, riz instantané, pop-corn, galettes de riz soufflé, barres de céréales chocolatées. Parti des États-Unis, le mouvement a gagné la planète. Au fur et à mesure que les Américains se rapprochaient du modèle chinois, un phénomène étrange a commencé à apparaître ; ils ne perdaient pas un gramme. Plus étonnant encore : non seulement ils ne maigrissaient pas, mais ils grossissaient.

Entre 1980 et 2000, la part des graisses a continué de chuter en Amérique pour ne plus représenter aujourd'hui que 35 % des calories (en 2016)[1] ! En 1980, chaque Américain mangeait en moyenne 400 g de glucides par jour, et en consomme aujourd'hui près de 475 g[2] (une augmentation de 20 %, essentiellement due aux produits céréaliers et aux pommes de terre). Cette baisse des graisses et cette augmentation des glucides ne sont pas venues à bout de l'obésité. Au contraire. En 1980, 15 % des Américains étaient obèses. Aujourd'hui, ils sont plus de 40 %. Les recommandations nutritionnelles, appliquées pourtant à la lettre ont multiplié par deux la proportion des obèses !

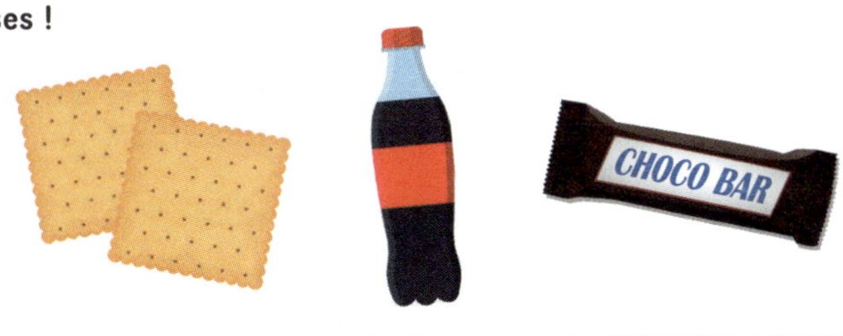

1 https://www.cdc.gov/nchs/data/hus/2019/024-508.pdf
2 https://www.stephanguyenet.com/references-for-my-debate-with-gary-taubes-on-the-joe-rogan-experience/

LA RÉVOLUTION DE L'INDEX GLYCÉMIQUE (IG)

En 1981, les chercheurs David Jenkins et Tom Wolever, de l'université de Toronto, réalisent que tous les conseils nutritionnels « officiels » – loin de faire maigrir les gens les conduisent peut-être à prendre toujours plus de poids. C'est cette hypothèse que vont vérifier, au cours des années suivantes, de très nombreux chercheurs. C'est là que naît le concept d'**index glycémique**, qui va bouleverser un pan entier de la nutrition.
Nos deux chercheurs veulent dresser la liste des aliments que les diabétiques peuvent manger sans danger, car ils n'élèvent pas trop la glycémie. À l'époque (et c'est toujours vrai aujourd'hui en France), les diabétiques utilisent un système d'équivalences qui part du principe que tous les glucides complexes (pain, pommes de terre, riz, légumes secs) se comportent de la même manière vis-à-vis du glucose sanguin. Ils sont les premiers à se demander ce qui se passe réellement dans le corps quand on mange des glucides complexes aussi différents. Leur expérience révèle que tous ces aliments présentés comme favorables aux diabétiques font grimper le glucose sanguin à des hauteurs inquiétantes. Ces montées en flèche de la glycémie ne sont pas uniquement préoccupantes pour les diabétiques. Elles ont des effets retentissants chez toutes les personnes, car **lorsque le glucose sanguin s'élève brusquement trop souvent, on finit par prendre du poids.** Jenkins et Wolever vont donc créer un classement des aliments glucidiques en fonction de leur IG c'est-à-dire leur capacité à élever le taux de glucose dans le sang (à retrouver en flashant le QR-code p. 2).

Les glucides qui font grimper rapidement et fortement la glycémie ont un IG élevé. Ceux qui ont peu d'influence sur la glycémie ont un IG bas. Entre les deux se trouvent les aliments à IG modéré.

IG ÉLEVÉ (≥ 70)
IG MODÉRÉ (56 À 69)
IG BAS (≤ 55)

À SAVOIR

Quand nous avalons du sucre, ou des aliments qui sont transformés en glucose par la digestion (pains, pâtes, riz, etc.) le pancréas fabrique immédiatement de *l'insuline* pour permettre l'utilisation de ce glucose et éviter qu'il ne reste trop longtemps dans le sang. Les problèmes surviennent lorsque l'on consomme beaucoup et souvent des aliments faisant monter en flèche la glycémie. S'ensuit une forte sécrétion d'insuline et ce sont ces pics récurrents qui favorisent la prise de poids. Ils incitent l'organisme à s'approvisionner en énergie à partir des glucides plutôt que des graisses. N'ayant plus la possibilité d'être utilisées comme combustible, les graisses alimentaires sont stockées et se déposent automatiquement dans les tissus.

FOCUS

La précision de la charge glycémique (CG)

L'IG d'un aliment nous renseigne sur la qualité de ses glucides. Il nous dit simplement à quelle vitesse son glucose se retrouve dans le sang. Il ne nous dit pas combien de glucides renferme cet aliment. Or, pour connaître les effets d'un aliment sur l'organisme, vous devez connaître à la fois son IG et la quantité que vous en avez avalée (par ex : la purée de pommes de terre et le pain blanc ont tous deux un IG élevé. Si vous mangez une seule tranche de pain, son impact sur le glucose sanguin sera beaucoup plus faible que si vous avalez une pleine assiette de purée).

Pour prendre en compte ce paramètre, le professeur Walter Willett de l'université de Harvard a proposé en 1997 le concept de charge glycémique (CG). Cette donnée s'obtient en multipliant l'IG d'un aliment par la quantité de glucides d'une portion de cet aliment, puis en divisant par 100.

CG = [IG x quantité de glucides d'une portion d'aliment (g)]/100

Certains nutritionnistes préfèrent la notion de charge glycémique à celle d'index glycémique arguant que la CG reflète à la fois la qualité et la quantité des glucides d'un aliment. Le paramètre important est celui de la réponse glycémique et de ce point de vue-là, la CG semble un indice fiable, car les études ont montré qu'elle permettait de prédire cette réponse.

CG ÉLEVÉE (≥ 20)
CG MODÉRÉE (11 À 19)
CG BASSE (≤ 10)

Toutefois, pour perdre du poids et contrôler son poids, l'idéal, d'après David Ludwig[3], c'est de manger des quantités modérées de glucides (CG modérée) en choisissant prioritairement des glucides à IG bas. C'est ce que nous allons vous apprendre à faire dans cet ouvrage.

3 Le Dr David Ludwig est l'un des meilleurs spécialistes de l'obésité. Il dirige le programme sur l'obésité de l'hôpital pour enfants de Boston.

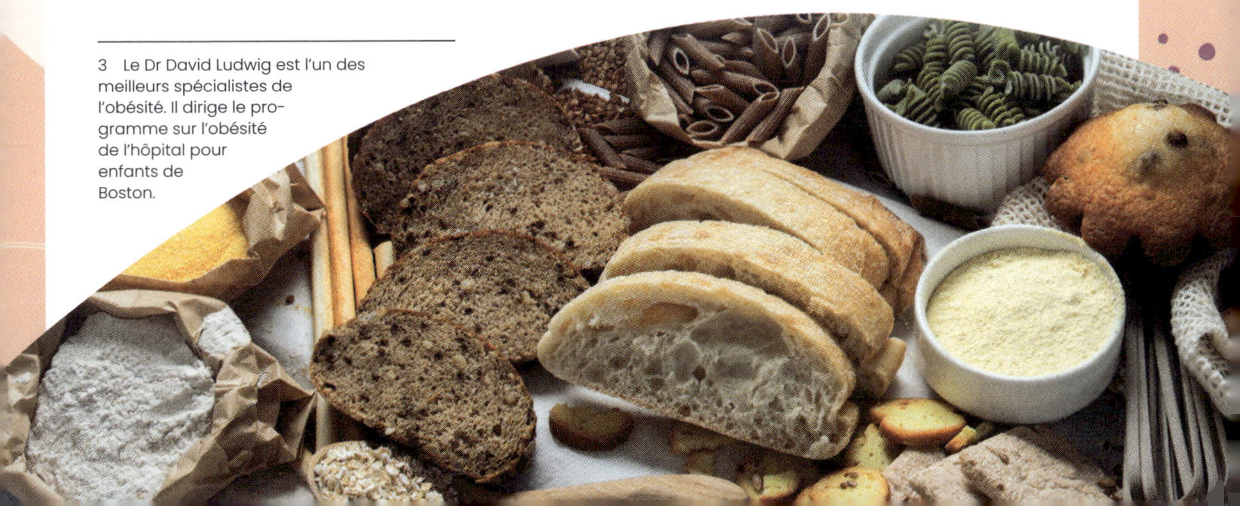

LES GLUCIDES NE SONT PAS TOUS NOS AMIS

Il n'est pas question de diaboliser les glucides comme cela a été fait à tort pour les graisses, car nous en avons besoin. Le glucose est un carburant vital pour le cerveau et les muscles. Les glucides font partie intégrante de notre alimentation et embrassent des aliments très divers : sucre de table, confiture, fruits, légumes racines, pomme de terre, légumineuses, toutes les céréales et les produits dérivés (biscuits, pâtes, etc.). Ils sont incontournables et on leur doit la grande variété de nos menus. Seulement en termes de santé et de gestion du poids, ils ne sont pas équivalents.

Grâce à l'index glycémique, les épidémiologistes ont pu mettre en évidence une relation entre l'index glycémique de l'alimentation et le surpoids. Les aliments qui font grimper la glycémie conduisent inexorablement à la prise de poids pour 2 raisons :

1. **L'hypoglycémie** : Après être montée très haut, la glycémie chute brutalement en dessous de son niveau de base provoquant ce que les médecins appellent un état d'hypoglycémie. On se sent affamé et on se remet à manger. **Les aliments à IG élevé attisent l'appétit** et incitent à manger plus que ce dont le corps a besoin. En d'autres termes, cela signifie que votre appétit dépend de ce que vous mangez. C'est un des points clés du régime IG bas.

2. **L'insuline** : Les aliments **à** IG **élevé** ont une influence sur le métabolisme. Comme on l'a vu précédemment (p. 16), ils provoquent des **pics d'insuline** récurrents et ces pics **incitent l'organisme à s'approvisionner en énergie à partir des glucides plutôt que des graisses**. Les graisses, n'ayant plus la possibilité d'être utilisées comme combustible, se déposent dans les tissus (les cellules musculaires, le foie, autour de la taille) et on les retrouve également dans le sang.

Les 3 coupables de la prise de poids

1. **Des céréales essentiellement raffinées** : les deux derniers siècles ont vu leur avènement et celui du pain blanc. Les céréales telles que le seigle et l'orge ont été évincées au profit du blé. Le blé a ensuite été raffiné à l'extrême pour obtenir une farine la plus blanche possible (farine T45 à T55). Malheureusement dans cette quête de la blancheur, on a éliminé les précieuses fibres ainsi qu'une bonne part des vitamines et des minéraux, avec pour conséquence un IG très élevé. De plus, les Français mangent aujourd'hui de plus en plus leurs céréales sous la forme de plats cuisinés,

de sandwichs, de quiches, de pâtisseries industrielles... Des aliments riches en graisses saturées, pauvres en micronutriments et qui bien souvent, présentent une CG élevée. Et dans une population sédentaire, ces aliments sont assurément un moteur d'obésité.

2. **Une avalanche de sucres simples** : les nutritionnistes distinguent les sucres simples en fonction de leur origine. Il y a ceux qui sont naturellement présents dans les aliments (fructose des fruits, du miel, lactose du lait...) et les sucres ajoutés par l'industrie agroalimentaire (sucre, sirop de glucose-fructose, sucre inverti...) dans le but d'améliorer la texture ou la saveur des aliments. Depuis ces vingt dernières années, la part de cette dernière catégorie n'a cessé d'augmenter. À long terme, une consommation élevée de sucres simples via les sodas, les gâteaux, les barres chocolatées (surtout en dehors des repas) favorise non seulement la prise de poids, mais également la résistance à l'insuline et le diabète. Chez les enfants, on ne compte plus les études sur la consommation de boissons sucrées (celle menée par David Ludwig, montre que chaque verre de soda sucré supplémentaire augmente de 60 % le risque d'obésité). En France pour l'instant, la consommation de boissons sucrées n'atteint pas les proportions américaines, mais elle en prend le chemin.

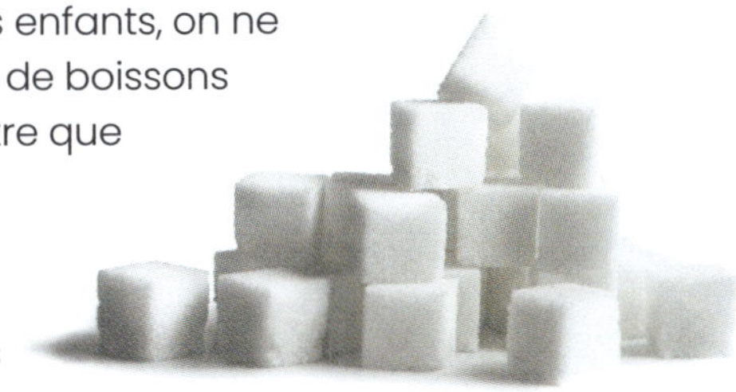

3. **Des aliments ultra-transformés, dans tous les rayons** : qui non seulement sont pauvres en vitamines, minéraux et fibres, mais qui le plus souvent subissent des procédés de fabrication (soufflage, extrusion...) qui déstructurent totalement leur matrice et se digèrent donc trop rapidement. Ils se reconnaissent facilement à leur longue liste d'ingrédients aux noms imprononçables ! Pour en savoir plus sur ces aliments ultra-transformés, nous vous invitons à lire *Le bon choix au supermarché* paru aux Éditions Thierry Souccar.

À SAVOIR

Le Dr Loren Cordain (université du Colorado) a calculé que *« 30 à 40 % des calories avalées par les Américains et les Européens sont fournies par des aliments à IG élevé. »* Une proportion infiniment supérieure à ce qu'elle était il y a seulement 20 ans, et qui est la conséquence directe des efforts de l'industrie agroalimentaire pour proposer des aliments pauvres en graisses (mais riches en sucres ajoutés et en amidon modifié pour leur conserver une onctuosité). Aujourd'hui en France, la grande majorité des glucides que nous consommons proviennent des céréales raffinées, des pommes de terre et des sucres simples dont l'index glycémique est élevé.

LES 5 RÈGLES QUI DÉTERMINENT L'IG D'UN ALIMENT

L'IG d'un aliment riche en glucides dépend essentiellement de la présence de fibres, de sa teneur en amidon (et de son type), de son mode de cuisson et des différentes transformations que l'aliment a subies lors de sa préparation.

Règle n° 1 – Les fibres

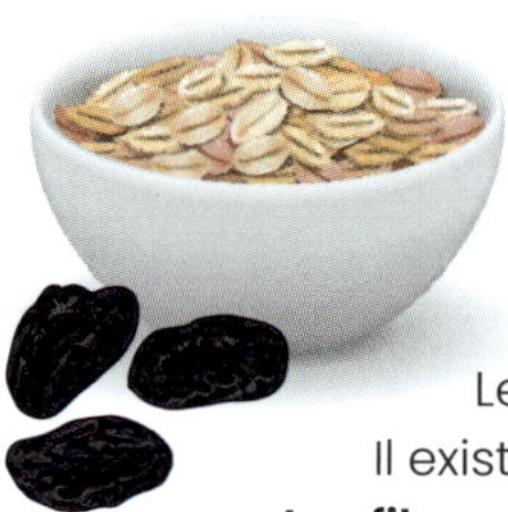

Plus un aliment est riche en fibres solubles, plus son IG est faible. Les flocons d'avoine, l'orge, les légumineuses, la pomme, le pruneau ont un IG bas.

Les fibres sont des glucides complexes qui ne sont pas digérés. Il existe en réalité deux types de fibres :

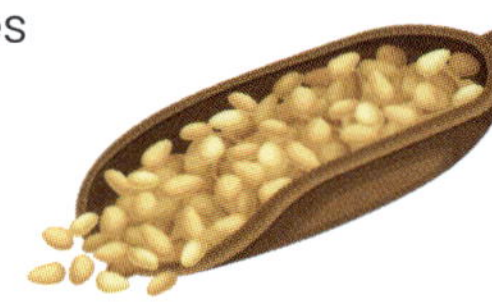

- **Les fibres solubles** se retrouvent sous forme de pectine (dans les fruits), d'alginate (dans les algues) et de bêta-glucane (dans l'avoine). Elles forment un gel dans l'estomac puis l'intestin grêle, ce qui a pour effet de ralentir la vidange gastrique et de freiner l'absorption du glucose.
- **Les fibres insolubles**, quant à elles, sont présentes sous forme de cellulose et de lignine dans les céréales complètes, le son de blé et les légumes. Elles ne ralentissent pas le passage du glucose dans le sang.

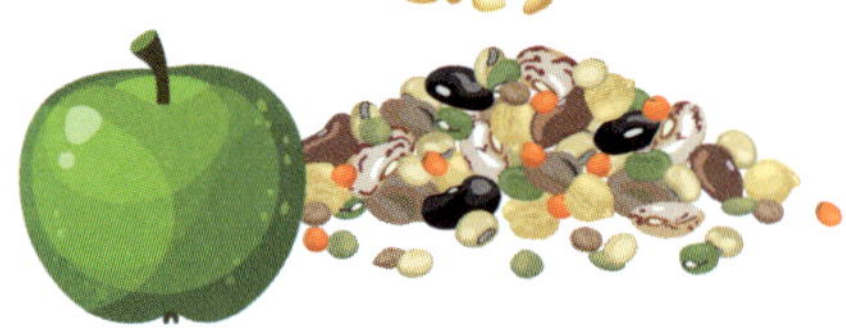

À SAVOIR

Regardons du côté du pain. Pain blanc et pain complet sont fabriqués de la même façon, seule la farine diffère. Celle qui est utilisée pour le pain complet contient davantage de son (enveloppe du grain qui contient les fibres + une grande partie des vitamines et minéraux). Comme le son renferme majoritairement des fibres insolubles (35 % contre 4 % de solubles) et que celles-ci sont finement broyées, l'IG du pain complet est sensiblement le même que celui du pain blanc (cf. QR-code p. 2). C'est la raison pour laquelle on ne maigrit pas lorsqu'on se contente de troquer sa baguette de pain blanc contre du pain de blé complet.

Règle n° 2 – L'amidon

Les aliments riches en amylopectine ont un IG plus élevé que les aliments riches en amylose parce qu'ils permettent aux enzymes digestives de libérer plus rapidement le glucose qu'ils renferment.

Le cas des aliments riches en amidon (les céréales, les pommes de terre, les légumineuses, les fruits) est plus complexe, car l'amidon existe sous deux formes que l'on trouve en proportion variable d'un aliment à l'autre :

- **l'amylose**, du fait de sa structure ne se laisse pas facilement « découper » par les enzymes digestives ;
- **l'amylopectine**, elle, est rapidement digérée.

L'idéal serait donc de consommer des céréales dont l'amidon est constitué en majorité d'amylose. C'est le cas de certaines céréales que l'on mange dans les pays en voie de développement. Chez nous, c'est le contraire. Nos céréales contiennent une majorité d'amylopectine (riz, pommes de terre, blé, maïs). Il faut donc privilégier :

- **Les légumineuses** : riches en amylose (30 à 66 %), elles présentent des parois végétales épaisses et résistantes qui emprisonnent l'amidon. C'est grâce à la mastication qu'une partie de l'amidon peut être digérée en glucose. Elles ont un IG bas.
- **Les fruits** : amylose et amylopectine coexistent toujours en proportion variable selon l'espèce végétale, mais aussi pour les fruits, selon leur maturité. Dans la plupart des fruits dont la pomme ou la banane, la maturation s'accompagne d'une conversion de l'amidon en glucides simples (saccharose, glucose et fructose) qui explique le goût plus sucré des fruits mûrs par rapport aux fruits verts. Une banane verte aura un IG bas de l'ordre de 40 alors qu'une banane bien mûre aura un IG de 65.

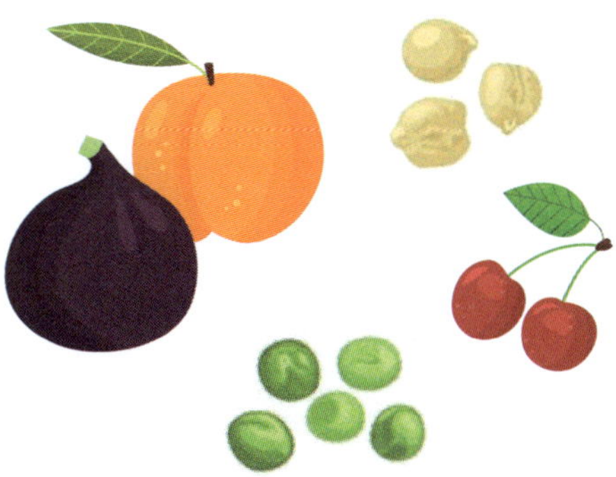

À SAVOIR

Un grain de riz non cuit, riche en amylose, se reconnaît à son aspect translucide (comme le riz basmati dont l'IG est modéré). Un grain de riz riche en amylopectine a l'aspect opaque.

Règle n° 3 – La cuisson

Plus la gélatinisation de l'amidon est importante, plus l'IG est élevé.

Au-delà de la teneur en amylopectine, l'autre facteur majeur qui détermine l'IG d'un aliment riche en amidon est l'état structural de l'amidon : gélatinisé ou non. Il se gélatinise lorsqu'il est cuit en présence d'eau (visible par exemple, par le gonflement du riz au cours de la cuisson). L'amidon gélatinisé est très facilement transformé en glucose par les sucs digestifs.

Ceci explique que l'IG des pâtes *al dente* est plus faible que celui des pâtes très cuites (40/55). Même chose pour le riz. Dans le pain blanc, le pain de mie et la génoise, l'amidon se trouve sous forme gélatinisée. Il se comporte physiologiquement comme du glucose pur. Dans les biscuits secs (type petit-beurre) à l'inverse, l'amidon n'est pas gélatinisé. Si ces biscuits ne sont pas nappés de confiture au sirop de glucose, leur IG est modéré.

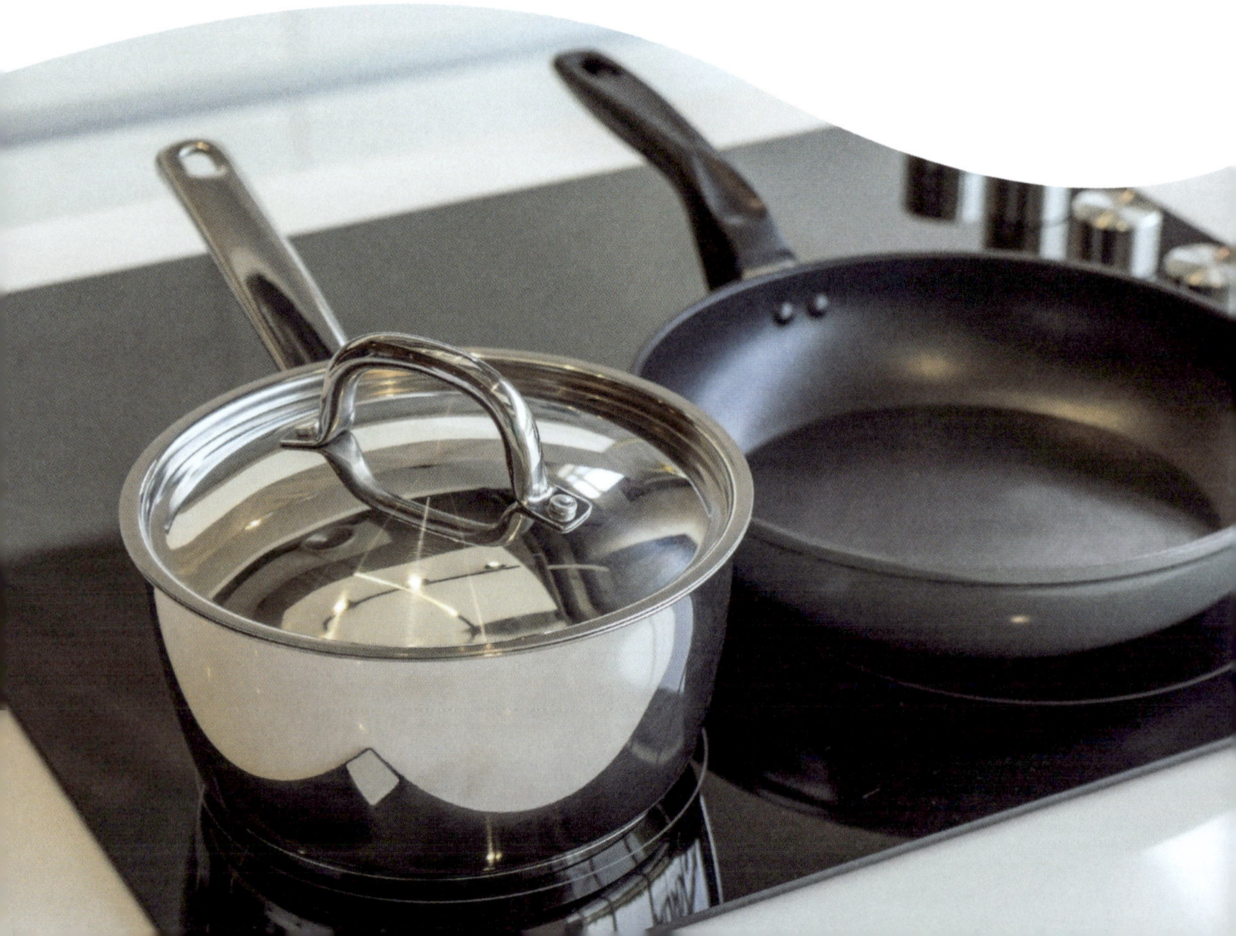

Règle n° 4 – Les procédés de fabrication

Plus les transformations que subit l'aliment sont sévères, plus l'IG est élevé.

Concernant les aliments prêts à consommer, l'IG dépend des différents procédés industriels utilisés. Illustrons cela avec les céréales du petit déjeuner : les grains de céréales nécessitent d'abord une cuisson à la vapeur pour rendre l'amidon plus digestible. Les procédés de fabrication diffèrent ensuite selon le produit final que l'on veut obtenir :

- Pour les céréales en flocons ou en pétales, les grains concassés sont façonnés puis grillés.
- Pour les céréales soufflées, les grains entiers, cuits à la vapeur, sont ensuite soumis à un vide partiel qui les souffle.
- Pour les céréales extrudées, elles sont obtenues à partir de farine soumise à l'action conjuguée de hautes températures et de hautes pressions dans un cuiseur-extrudeur pour obtenir des formes plus originales (boules, étoiles, anneaux, etc.).

À SAVOIR

Les galettes de riz soufflé se targuent d'avoir des « qualités nutritionnelles uniques ». Ces galettes affichent un index glycémique de 85 ce qui est loin d'en faire des aliments sains en dépit d'une faible teneur en calories (27 kcal/galette). Ces galettes ne peuvent pas vous faire perdre du poids !

Exemples :

Flocons : flocons d'avoine	**IG = 59**
Pétales : Kellogg's Corn Flakes	**IG = 77**
Céréales extrudées :	
• Kellogg's Choco pops	**IG = 80**
• Kellogg's Rice Krispies	**IG = 2**
Flocons de pomme de terre pour purée instantanée :	
• purée Mousline	**IG = 90**

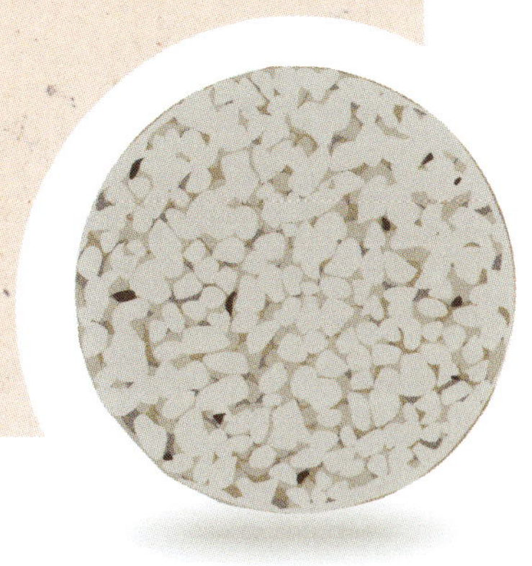

Règle n° 5 – La présence d'autres composés

L'IG d'un aliment dépend également de la présence d'autres nutriments comme les lipides et les protéines qui tendent à l'abaisser.

- Les graisses ralentissent la vidange gastrique. Elles ralentissent la digestion de l'amidon et donc l'absorption du glucose. Les chips de pomme de terre ont un index glycémique modéré (mais elles sont très caloriques !).
- Le blé dur avec lequel on fait les pâtes a un IG inférieur à celui du blé tendre avec lequel on fait le pain. Le gluten forme une barrière pour les enzymes digestives.
- L'IG dépend également de la présence ou non de composés acides. Par exemple, le pain fermenté au levain est légèrement plus acide que le pain fermenté avec de la levure. Son IG s'en trouve diminué.

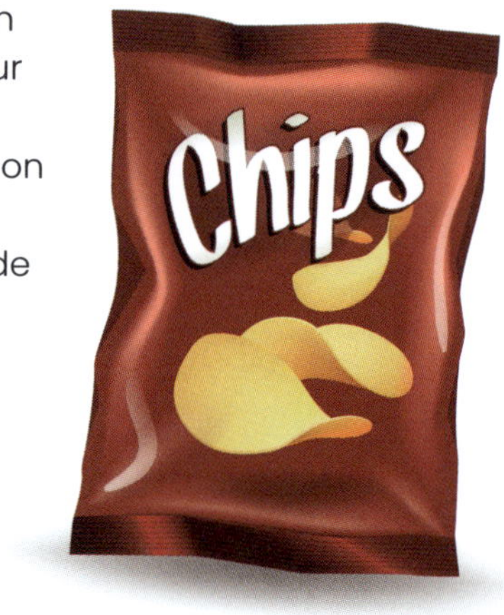

À RETENIR

- **L'IG des légumes est faible.**
- **L'IG des fruits est faible.**
- **L'IG des légumineuses (lentilles, haricots blancs, pois chiches...) est faible.**
- **L'IG est plus faible pour des pâtes *al dente* que pour des pâtes très cuites.**
- **L'IG des frites, des pommes de terre cuites au four ou bouillies est élevé.**
- **La cuisson, le broyage, la réduction en purée augmente l'IG.**
- **L'IG du pain complet comme celui du pain blanc est élevé (pains fermentés à la levure). Seule la fermentation au levain permet d'abaisser l'IG.**

En pratique

Comment utiliser l'IG

1. Limiter les aliments à index glycémique **élevé** (IG > 70) :

- → **baguette blanche**
- → **biscottes**
- → **pain de mie**
- → **céréales du petit déjeuner**
- → **pomme de terre**
- → **galettes de riz soufflé**
- → **lait de riz**

SAUF :
→ **melon (IG 88)**
→ **pastèque (IG 78)**
Quantités de glucides faibles donc charge glycémique faible.

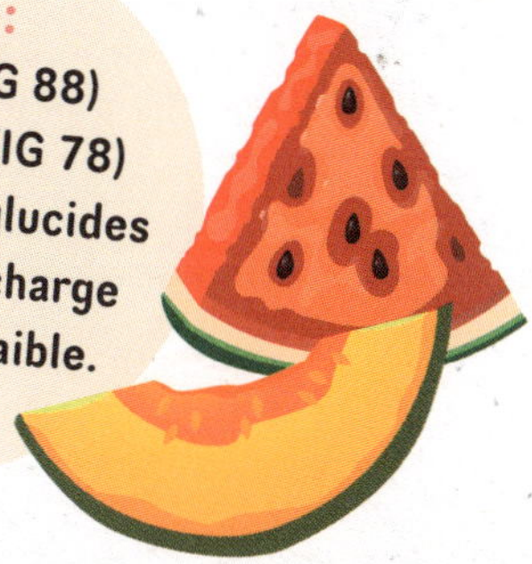

2. Choisir les aliments à index glycémique **faible ou modéré** (IG < 70) :

IG FAIBLE	IG ÉLEVÉ	IG MODÉRÉ (EN RAISON DE LA PRÉSENCE DE FRUCTOSE MAIS AUGMENTE LA RÉSISTANCE À L'INSULINE ET L'OBÉSITÉ)
Tous les fruits et légumes frais	Pâtes *al dente*	Sucre blanc
Fruits secs	Riz basmati	Confitures
Légumineuses	Boulgour	Sodas
Amandes, noix...	Dattes	Confiseries
Pain multi-céréales ou levain	Chips de maïs	
Biscuits secs	Pizza	

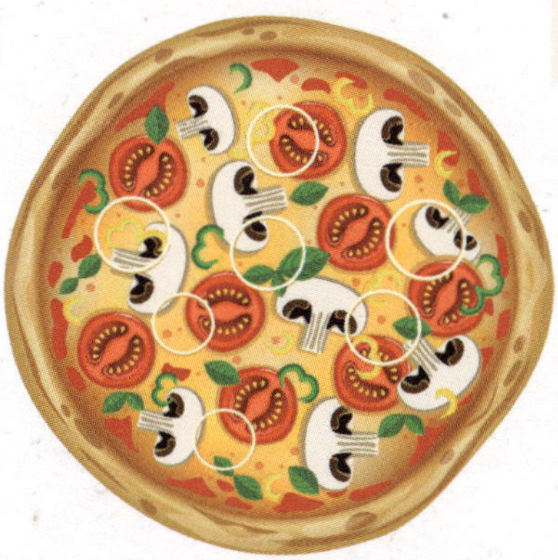

SEMAINE 1

LES OBJECTIFS DU RÉGIME IG BAS

Compte tenu des gros travers de l'alimentation moderne, un retour en arrière s'impose. L'IG ne doit pas être le seul critère pour choisir ce que vous devez manger ; cela concerne seulement les aliments riches en glucides. D'autres paramètres très importants entrent également en ligne de compte sur le long terme.

Objectif 1 : Faire les bons choix nutritionnels

1. Les glucides à privilégier

Le régime IG bas ne tend pas à diaboliser les glucides. Il n'a rien à voir avec les régimes *low carb* (pauvres en glucides) rendus célèbres aux États-Unis dans les années 1970 par le Dr Atkins. L'IG ne doit en aucune façon vous inciter à manger plus de glucides que ce dont votre corps a besoin. On peut continuer à manger du pain, des pâtes, des céréales en quantité raisonnable (elle peut représenter jusqu'à la moitié de l'apport calorique – 40 à 55 % selon les recommandations du site LaNutrition.fr), du moment que ces aliments ont un IG raisonnable. Comment les reconnaître ?

- Ils sont en général peu transformés, comme le boulgour ou lentement digérés, comme les pâtes, les flocons d'avoine et le riz basmati.
- Ils ne contiennent pas des « sucres inutiles » : sucre, sirop de glucose, sirop de glucose-fructose.

Hormis le cas des sportifs de haut niveau et des personnes qui ont une activité physique intense, il est inutile de consommer davantage de glucides, cela risquerait de compromettre l'équilibre de votre métabolisme (il ne faut pas manger trop de glucides pour laisser la possibilité aux graisses d'être utilisées comme combustible).

2. Rechercher les fibres

Les fibres constituent le « squelette » des plantes. Elles n'apportent pas de calories et elles sont essentielles pour la ligne et pour la santé puisqu'elles protègent contre les maladies cardio-vasculaires et le cancer du côlon. On ne les trouve que dans les produits végétaux : céréales, légumineuses, fruits et légumes. Quelle que soit la source, l'important est d'absorber en moyenne 30 à 40 g de fibres. C'est un excellent moyen de contrôler son poids et rester en bonne santé.

3. Choisir les bonnes graisses

Ce n'est pas tant la quantité de graisses ingérées qui est importante que leur nature. Dans notre chasse effrénée au cholestérol, nous avons « intronisé » des huiles végétales comme l'huile de tournesol, maïs, arachide, riches en oméga-6, le tout au détriment des autres acides gras essentiels : les oméga-3. Dans le même temps, les techniques intensives d'élevage ont augmenté la teneur en oméga-6 de nombreux aliments. Les volailles sont nourries au maïs, une céréale riche en oméga-6 qui déséquilibre le profil des acides gras présents dans la viande et les œufs.
Dans le corps, la branche oméga-6 donne naissance à des composés hautement inflammatoires tandis que la branche oméga-3, elle, crée des composés très peu inflammatoires. Lorsque l'équilibre entre ces deux familles d'acides gras est rompu pendant des années (trop d'oméga-6, pas assez d'oméga-3), cela conduit à une inflammation chronique qui génère certaines maladies. Cela favorise les maladies cardio-vasculaires, le cancer, la dépression et toutes les maladies inflammatoires au niveau des articulations, de la peau (eczéma, psoriasis...) ou encore des poumons (asthme).
Il est donc capital de rétablir cet équilibre pour optimiser sa santé, mais aussi son poids. Une alimentation qui n'apporte pas les bons acides gras en bonne proportion favorise la prise de poids et augmente le risque de résistance à l'insuline (cf. encadré ci-dessous). De plus, la nature des graisses que nous avalons agit sur la création des cellules graisseuses dans le corps. Les acides gras oméga-6 stimuleraient la formation de cellules graisseuses, ce que ne feraient pas les acides gras oméga-3.

À SAVOIR

Résistance à l'insuline et syndrome métabolique

L'insuline, nous l'avons vu, est une hormone sécrétée par le pancréas et libérée dans le sang lorsqu'on consomme des glucides. Elle a pour rôle de conduire nos cellules à capter ce glucose sanguin pour les besoins d'énergie de l'organisme. Lorsque les cellules musculaires (mais aussi celles du foie, du tissu graisseux, des parois vasculaires) ne répondent plus aux sollicitations de l'insuline, on parle de « résistance à l'insuline ». Le glucose sanguin a alors tendance à rester élevé, et le pancréas s'épuise à produire toujours plus d'insuline pour remédier à cette situation. Cette résistance entraîne à la longue un ensemble de dérèglements qu'on a baptisé « syndrome métabolique » et qui comprend notamment de l'obésité, un diabète ou prédiabète, des problèmes cardiaques, de l'hypertension, des triglycérides élevés... Personne ou pratiquement personne n'est concerné par cela dans les sociétés de chasseurs-cueilleurs et dans les populations restées fidèles à un mode de vie traditionnel, mais il en va autrement dans les pays développés.

4. Ne pas négliger les protéines

L'organisme utilise les protéines (issues des viandes, poissons, œufs, fromages) comme « matériau de construction » en permettant de fabriquer tous les organes, mais aussi les hormones, les enzymes, les anticorps, etc. Bref, elles sont indispensables. Elles doivent se trouver en quantité suffisante dans votre assiette d'autant plus si vous entamez ce régime pour maigrir, car les protéines sont pourvues de vertus appréciables pour la perte de poids.

- **Vous augmentez la thermogenèse** : c'est-à-dire l'énergie dépensée pour digérer les aliments et les transformer. Non seulement les protéines incitent le corps à brûler un peu plus de calories, mais elles rassasient plus (la satiété est cet état de non-faim qui survient après le repas et qui se termine lorsque la faim réapparaît).
- **Vous maintenez votre masse musculaire** : lorsque l'on est dans une phase d'amaigrissement, la présence de protéines dans l'alimentation est essentielle, car le corps mobilise alors préférentiellement les réserves de graisse et préserve les muscles. L'organisme a ainsi besoin en permanence d'un apport d'acides aminés (les constituants des protéines) pour pouvoir fabriquer ses propres protéines et maintenir sa masse musculaire. Pour un adulte ayant une activité physique normale, le besoin en protéines par jour est de 0,8 g par kilo de poids corporel. Par exemple, 44 g pour une femme de 55 kg et 60 g pour un homme de 75 kg. Cela est finalement assez peu mais indispensable.

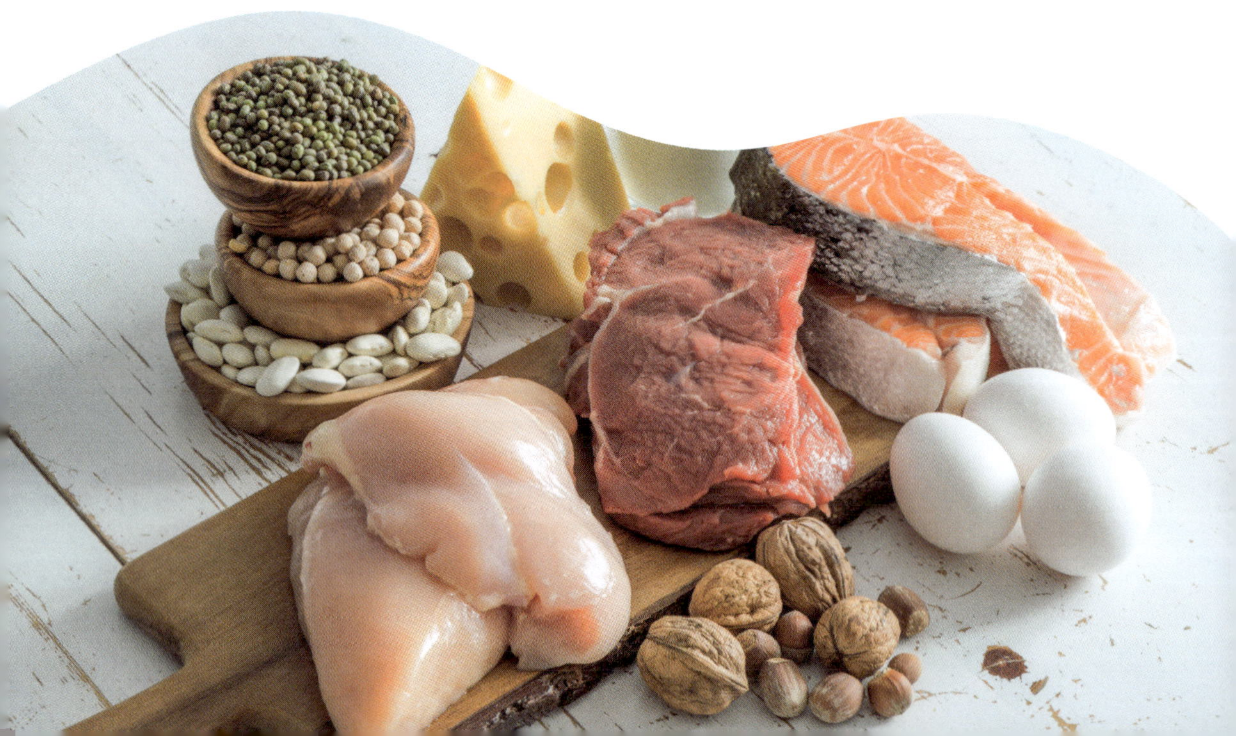

- **Vous couvrez tous vos besoins** : en variant vos sources de protéines, vous êtes assuré d'apporter tout ce dont votre organisme a besoin pour être en forme.

PROTÉINES D'ORIGINE ANIMALE	• Elles sont de bonne qualité. • Elles sont facilement assimilées par l'organisme. • Elles ont des teneurs élevées en acides aminés indispensables. • Poisson, viande rouge (maigre de préférence), œuf, volaille… n'ont aucun impact sur la glycémie (ils ne contiennent pas de glucides et n'ont donc pas d'IG).
PROTÉINES D'ORIGINE VÉGÉTALE : CÉRÉALES (BLÉ, RIZ, MAÏS) ET LÉGUMINEUSES (POIS, HARICOTS, SOJA, LENTILLES, FÈVES)	• Leurs caractéristiques nutritionnelles sont plus diverses que celles des protéines animales. • Leur digestibilité est en moyenne légèrement inférieure et varie énormément d'une source à l'autre. • Leur teneur en acides aminés indispensables est en général moins élevée. • Ces aliments contiennent des glucides. Il faut donc veiller à choisir ceux dont l'IG est bas (l'IG des légumineuses est généralement bas). • La seule protéine végétale qui répond aussi bien aux besoins de l'organisme que les protéines animales est le soja (par exemple sous forme de tofu ou de tempeh).

5. Effectuez une bonne répartition entre glucides, lipides, protéines

En France, l'Anses (Agence nationale de sécurité sanitaire) recommande de consommer : 50 à 55 % de glucides, 35 à 40 % de lipides, 11 à 15 % de protéines. Compte tenu de la grande variabilité individuelle des dépenses énergétiques et des affinités pour tel ou tel groupe d'aliments, il nous semble plus judicieux de conseiller, comme le fait LaNutrition.fr, de consommer entre 40 et 55 % de l'apport énergétique total sous forme de glucides, 28 et 38 % sous forme de lipides et entre 15 et 30 % sous forme de protéines. Encore une fois, peu importe les quantités respectives de macronutriments, c'est avant tout la qualité qui compte. Restez à l'écoute de votre corps et laissez-vous guider par vos sens.

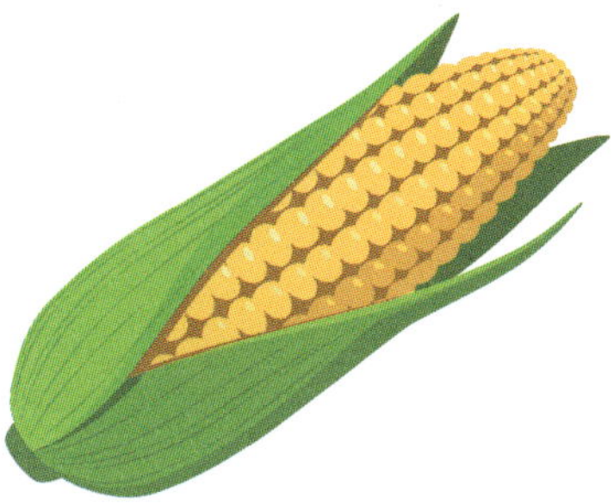

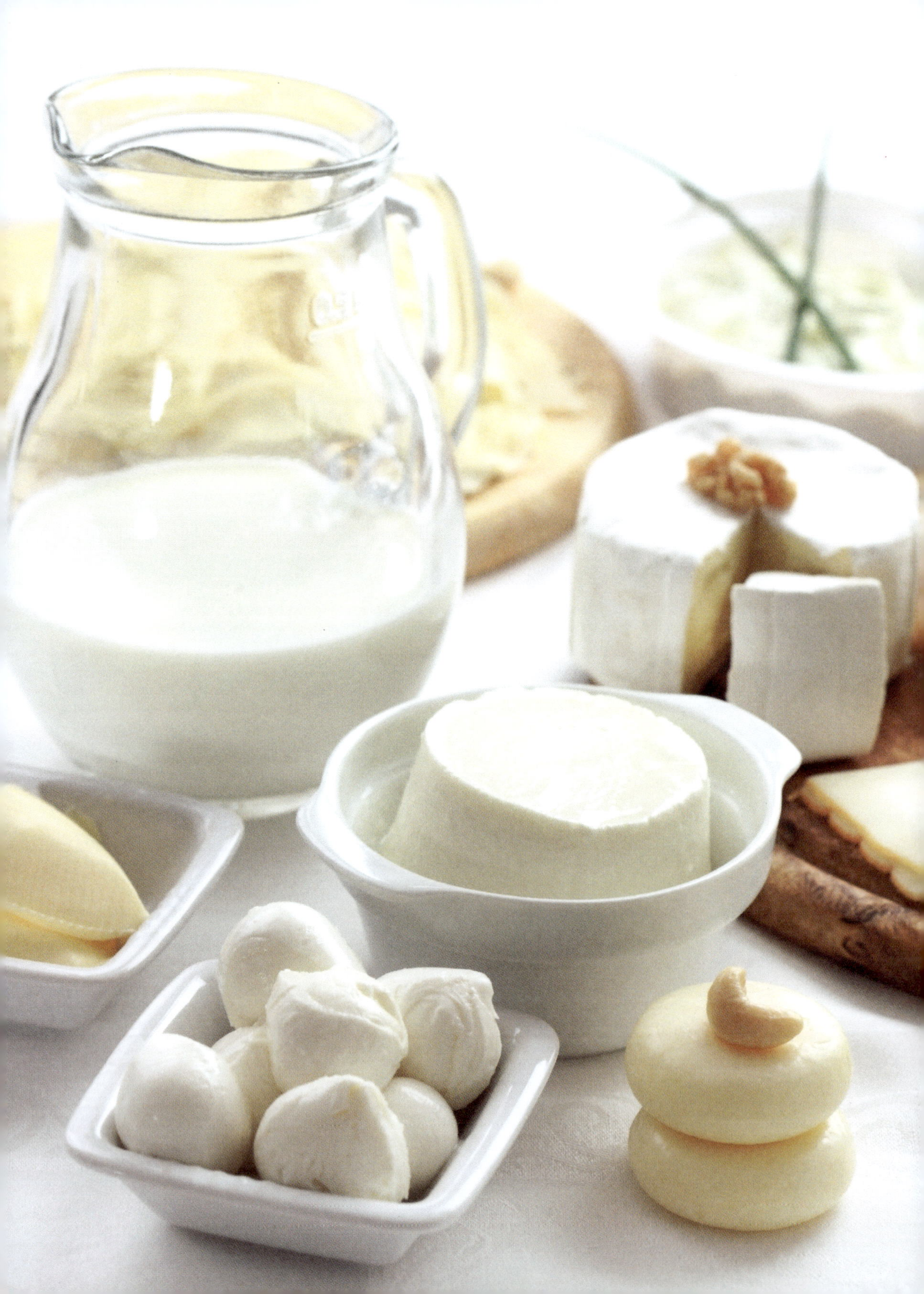

FOCUS

Doucement sur le lait et les laitages

En France, la consommation de lait a beaucoup diminué depuis les années 1950 mais cette réduction a été compensée par une augmentation de la consommation de fromages et de produits laitiers (yaourts, fromage blanc, desserts...). En 2016, 98 % des Français consommaient au moins un produit laitier par semaine. Cette catégorie d'aliment, disponible sous une grande variété est simple à intégrer au quotidien, y compris en tant qu'ingrédients culinaires. D'après l'état actuel du marché et de la diète, elle représente toujours la principale source de calcium[4].

Certes ils apportent des protéines, mais aussi d'importantes quantités de graisses saturées – dans les fromages – et du lactose, un sucre simple – dans le lait – qui engendre des pics d'insuline élevés (malgré un IG honorable). Le lait est un aliment avant tout « conçu » pour stimuler la croissance des jeunes mammifères. Le lait augmente vraisemblablement la sécrétion d'insuline, car l'insuline agit comme une hormone de croissance.

Mon conseil :

Votre consommation de laitages doit être modérée : 1 à 2 yaourts ou portions de fromage par jour. Il n'est pas judicieux d'en consommer beaucoup plus. Il n'est pas nécessaire de boire du lait lorsque l'on est adulte. Si vous êtes inquiets pour la santé de vos os, rassurez-vous, il existe dans l'alimentation de multiples occasions de se procurer du calcium. Pour en savoir plus sur les effets des produits laitiers sur la santé, nous vous invitons à lire *Lait, mensonges et propagande* de Thierry Souccar paru aux éditions du même nom.

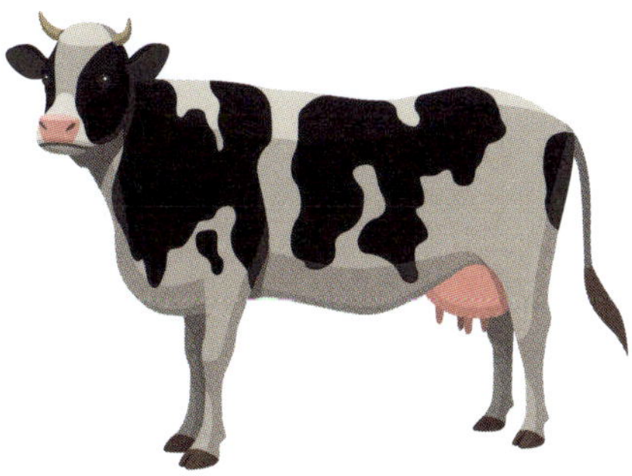

4 Charby Judith, Hébel Pascale, Vaudaine Sarah, « Les produits laitiers en France : évolution du marché et place dans la diète », *Cahiers de nutrition et de diététique*, (2017) 52S, S25-S34.

Objectif n° 2 : Augmenter votre activité physique

Le régime IG bas est le seul régime amincissant durant lequel le poids et les réserves de graisse diminuent progressivement, la masse musculaire est préservée et le niveau d'énergie augmente. Se dépenser physiquement en se musclant facilite la perte de masse grasse et le contrôle du poids. Tout programme d'amincissement doit comporter un programme d'activité physique.

9 EFFETS BÉNÉFIQUES DE L'ACTIVITÉ PHYSIQUE MODÉRÉE ET RÉGULIÈRE

1. **améliore vos chances de vivre plus longtemps et en meilleure santé**
2. **protège des maladies cardio-vasculaires**
3. **régularise la pression artérielle et le taux de cholestérol**
4. **protège de certains cancers (dont celui du côlon et du sein)**
5. **prévient le diabète de type II**
6. **prévient l'ostéoporose**
7. **améliore les douleurs articulaires liées à l'arthrose**
8. **diminue le stress, l'anxiété et améliore l'humeur**
9. **favorise les relations sociales, le bien-être et renforce l'estime de soi**

Le poids de notre corps résulte de la somme des poids de ses divers composants : d'un côté la masse grasse, de l'autre la masse maigre (muscles, os, organes, etc.). Nous avons tous besoin d'un minimum de graisse corporelle. C'est une réserve d'énergie minimale indispensable. Le problème n'est pas d'être trop gros ou trop lourd, c'est d'avoir trop de graisses. Elles se localisent et se répartissent différemment selon les individus et selon de nombreux facteurs : sexe, âge, activité plus ou moins importante des muscles de telle ou telle partie du corps et activités hormonales.

- **Les hommes** stockent préférentiellement la graisse sur le haut du corps (poitrine et estomac). Dès 30 ans, les muscles se transforment en graisse plutôt au niveau du ventre. Cette graisse est inutile et n'a pas de rôle particulier, aussi les hommes parviennent-ils à s'en débarrasser sans trop de difficulté.
- **Les femmes** accumulent les graisses sur la partie inférieure du corps (hanches et cuisses). Elles constituent un réservoir d'énergie mobilisable pour la grossesse et l'allaitement. Cette graisse typiquement féminine est beaucoup plus difficile à déloger.

2. Le déjeuner et le dîner

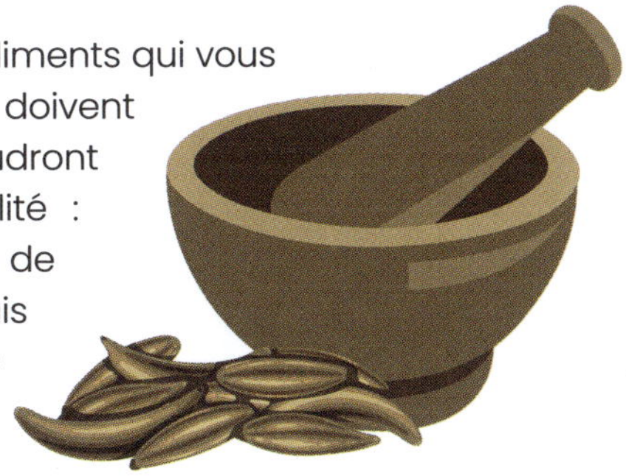

Il est important de commencer votre régime avec des aliments qui vous plaisent et ravissent vos sens. Les aromates et les épices doivent faire partie intégrante de toutes vos recettes qui se voudront simples, mais constituées d'aliments de bonne qualité : légumes du jardin ou issus de l'agriculture biologique de préférence, viande achetée chez le boucher, poisson frais chez le poissonnier, aromates frais, etc. L'objectif est de réveiller vos papilles peut-être endormies par tant de sucre, de sel et de graisses saturées.

3. Les collations

Durant cette première phase, il peut arriver que vous ayez faim en milieu de matinée ou d'après-midi. Ne culpabilisez pas et surtout mangez ! Mais assurez-vous que c'est une réelle faim physiologique (vous avez l'estomac qui gargouille !) et ne consommez pas n'importe quoi bien sûr.
Voici quelques idées pour calmer vos fringales.

- **Côté légumes :** tomates cerise, radis, cœur de palmier, concombre et carottes en tronçons, chou-fleur.
- **Côté boisson sans sucre ajouté :** un thé, un café, une tisane, un verre de Perrier-jus de citron.
- **Côté viande :** jambon blanc, blanc de dinde ou de poulet sans nitrites, bacon, viande des grisons, œufs de caille (que vous aurez préalablement cuits et décortiqués).
- **Côté soja :** un dessert végétal au soja nature ou aromatisé par vos soins.
- **Côté oléagineux :** noisettes, noix, noix de pécan, noix de macadamia, amandes.

4. Les boissons

Il est important que vous puissiez boire plus tout au long de la journée. La seule règle à respecter qui sera votre première bonne résolution : STOP aux sodas, aux sirops de fruits, aux jus de fruits même ceux sans sucre ajouté. L'eau doit être votre boisson de référence, et si possible elle doit être prise entre les repas, ou avant de manger puisque prise pendant un repas, elle a pour effet de vidanger l'estomac avant qu'il n'ait terminé son travail de digestion.
L'eau ne vous fera pas à proprement parler « maigrir », mais permettra d'éliminer par les urines les déchets que l'organisme va relarguer en s'attaquant à ses réserves.

Votre petit déjeuner

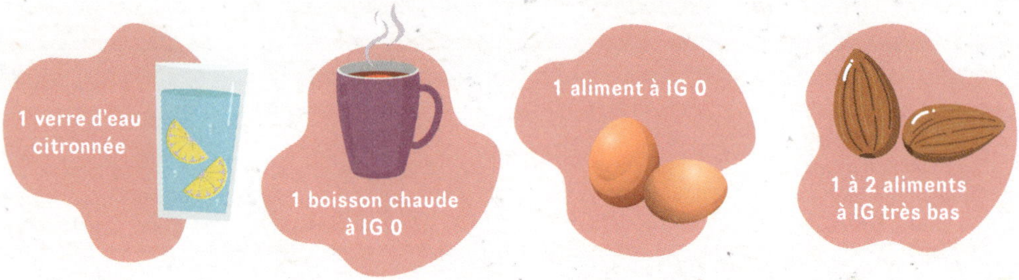

Choisissez 1 boisson chaude à IG 0, parmi :

- Café arabica, robusta, café vert, décaféiné, Ricoré Original
- Infusion au thym, aux fruits rouges, menthe réglisse, tilleul, verveine menthe, etc.
- Infusion de rooibos (s'apparente au thé, mais sans caféine)
- Thé noir, thé vert

Cette boisson chaude devra impérativement être sans sucre ajouté. Et si vous ne pouvez pas vous passer du goût sucré, ne prenez qu'un jus de citron fraîchement pressé ou un verre d'eau nature. Rappelez-vous que l'objectif est de vous déshabituer du goût sucré.

Comment sucrez-vous vos boissons chaudes ?

NOMBRE DE SUCRE/JOUR SELON LE NOMBRE DE BOISSONS CHAUDES	GRAMMES DE SUCRE/JOUR	KILOS DE SUCRE/AN
1	5	1,8
2	10	3,7
3	15	5,5
4	20	7,3
5	25	9,1
6	30	11
7	35	12,8
8	40	14,6
9	45	16,4
10	50	18,3

En pratique

Exemple : vous sucrez votre café et votre thé avec 1 morceau de sucre, vous prenez 2 cafés, 1 thé et 1 tisane par jour. Au total par an, vous consommez plus de 7 kilos de sucre blanc (7 paquets de sucre !).

Choisissez 1 aliment à IG 0, parmi :

- 2 œufs (poules élevées en plein air) à la coque, sur le plat, brouillés, durs ou en omelette
- 5 œufs de caille
- 2 tranches de jambon ou rôti de porc, de blanc de dinde, de blanc de poulet sans nitrites
- 3 tranches de viande des grisons ou de bacon
- 2 Carrés Frais 0 % de MG (nature ou ail et fines herbes)

Et pour celles et ceux qui peuvent : 1 tranche de saumon fumé, une dizaine d'olives.

Choisissez (selon votre appétit) 1 à 2 aliments à IG très bas, parmi :

- 1 dessert végétal au soja nature avec :
  - 1 c. à c. de pignons de pin, de graines : chia, courge, lin ou sésame broyées
  - 1 c. à s. de son d'avoine ou de germe de blé
  - 1-2 gouttes d'un arôme naturel au choix (vanille, fleur d'oranger, citron, café)
  - ½ c. à c. de poudre de cannelle ou de cacao sans sucre (type Van Houten)
  - 5 amandes ou 5 noix ou 5 noisettes ou 5 noix de macadamia ou 3 noix du Brésil

Toutefois, si vous ne pouvez vraiment pas manger le matin, ne vous forcez pas au début. Buvez un verre d'eau au réveil et essayez de claquer 10 fois des dents pour activer la salive et avalez-la 3 ou 4 fois. Ça met en appétit et prépare à la digestion. Prenez votre boisson chaude et mangez juste le dessert végétal au soja.

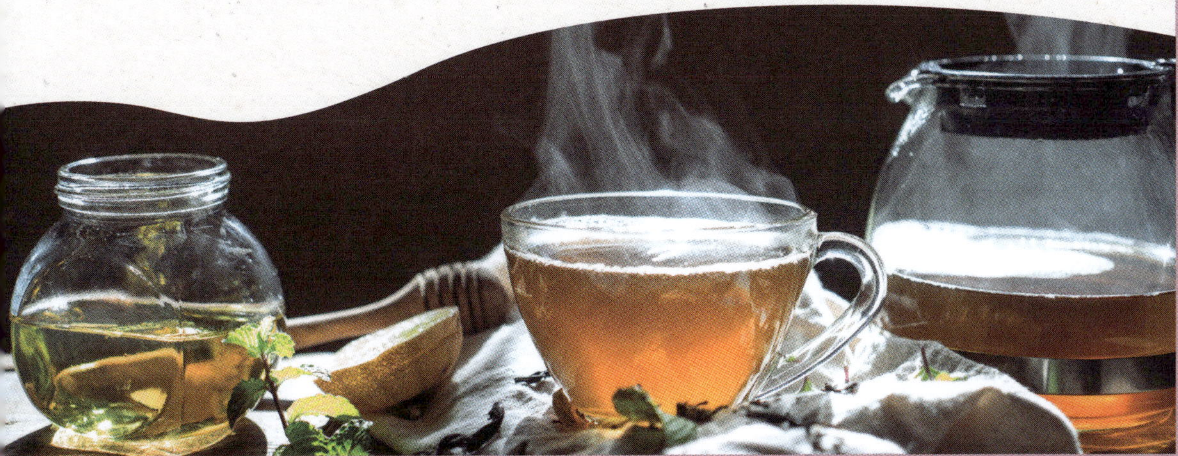

Vos repas types

Entrée de crudités & sa vinaigrette maison

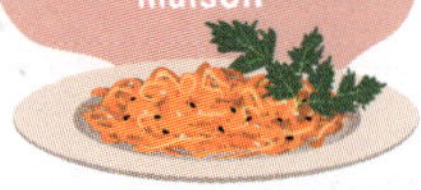

Viande, poisson ou fruits de mer & son accompagnement de légumes cuits à IG très bas

Petit bol de salade

Dessert végétal au soja nature ou petite part de fromage 0 % ou 5 % MG

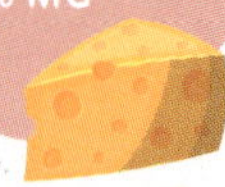

→ Commencez toujours par un bol de légumes froids crus : à choisir parmi la liste de légumes à IG inférieur à 20. Voici quelques idées d'entrées simples :
½ avocat, céleri-rave, champignons, carottes crues râpées, et tous les choux, concombre, courgettes râpées, endives, poivrons jaune-rouge-vert, radis, tomates…

Votre entrée de crudités sera toujours accompagnée d'une vinaigrette maison à base d'huile d'olive et/ou de colza pour apporter tous les acides gras nécessaires et surtout de vinaigre (1 part d'huile + 2 à 3 parts de vinaigre) qui permettra d'abaisser l'IG du repas (l'acidité du vinaigre, en ralentissant la vidange de l'estomac, expliquerait que le pic de glycémie est moins important après le repas). Cette vinaigrette peut être aromatisée selon vos goûts et vos envies avec divers aromates et épices : basilic frais coupé, curcuma, coriandre, échalote, ail, oignon très finement émincé, etc.

À SAVOIR

On évite les soupes dans cette phase où il faut renouer avec la mastication et les crudités et salades ne doivent contenir aucun féculent.

→ Continuez par une viande, un poisson ou un fruit de mer avec une base de légumes cuits à IG très bas : mangez ce qui vous fait plaisir. De la viande si vous aimez, du poisson si vous préférez ou des crustacés si, et seulement si, vous pouvez les déguster sans pain et sans mayonnaise. Et toujours des légumes cuits (liste verte).

→ Prenez une portion de salade à chaque repas : frisée, scarole, mâche, laitue, chicorée, feuille de chêne, roquette, etc.

→ Consommez un dessert végétal au soja nature ou un fromage 0 % : vous pouvez aussi aromatiser le dessert végétal à votre convenance avec des arômes naturels (vanille, orange, citron, café, etc.)

ou avec des poudres : cannelle, chocolat type Van Houten. Si vous n'aimez pas les desserts végétaux au soja nature, vous pouvez les remplacer par un Carré Frais 0 % de matière grasse (nature ou ail et fines herbes), mélangé à votre salade verte ou prendre 30 g de camembert à 5 % de MG. NB : seuls ces fromages sont autorisés durant la première phase. Il existe des fromages allégés à 11 ou 12 % de MG, mais ils sont réservés à la deuxième phase, et seulement pour le plaisir.

CONSEIL

Se déshabituer des desserts sucrés au quotidien

De nos jours, peu de personnes arrivent à terminer un repas sans une note sucrée à la fin. Apprendre à se passer de ce message sucré est un véritable défi, mais avec un peu d'habitude et de persévérance, le palais, et surtout le cerveau, s'éduqueront. Et si les pâtisseries et autres sucreries de fin de repas ne sont pas à l'ordre du jour pour le moment, vous pourrez toujours vous octroyer un plaisir fruité ou un carré de chocolat noir à 85 % minimum dès la deuxième phase, c'est-à-dire dans quelques jours.

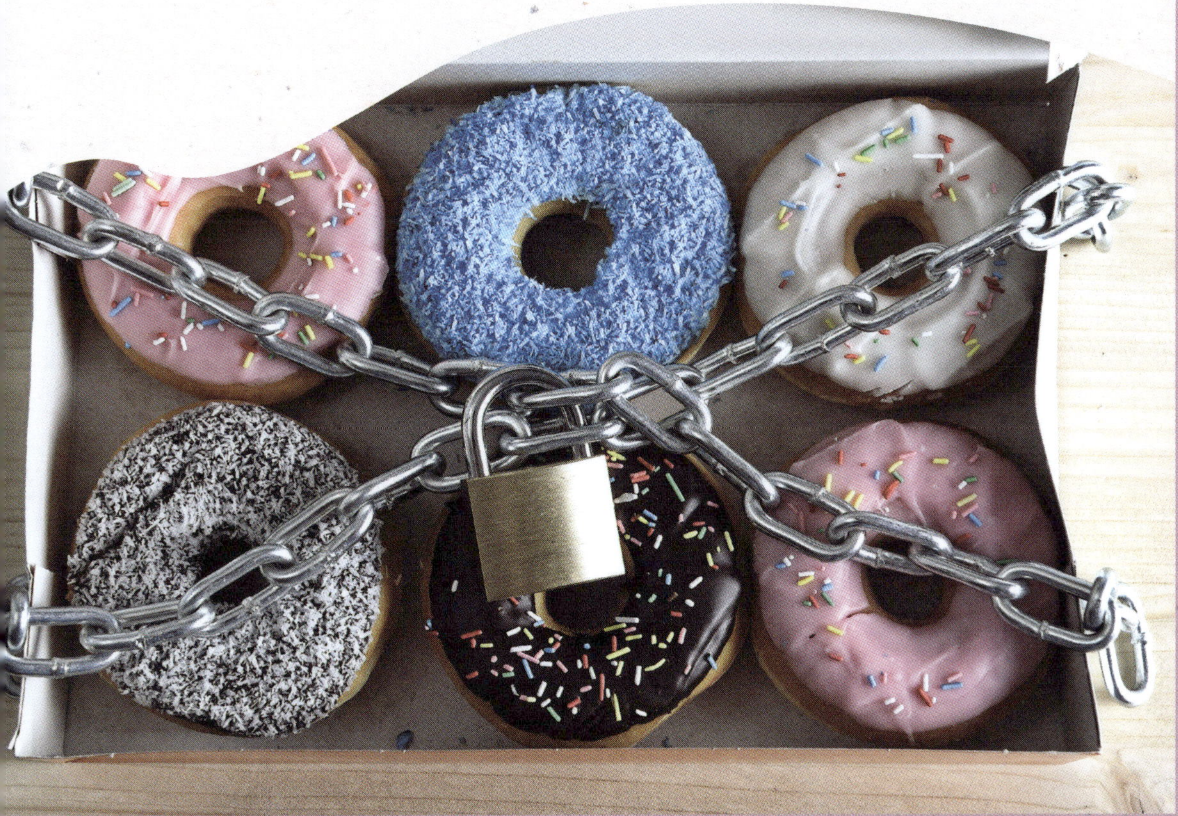

Doit-on limiter les œufs ?

« Les œufs sont riches en cholestérol et je n'en mange plus du tout ou très peu sur les conseils de mon médecin ! »
Cette phrase est devenue si courante dans la bouche des patients qu'il est temps de rétablir un peu de vérité. Il est vrai qu'un seul œuf couvre les besoins quotidiens en cholestérol. Mais en réalité, selon plusieurs études récentes, manger un œuf par jour quand on est en bonne santé n'augmente pas le risque de maladies cardio-vasculaires. Pour la santé, la composition en graisses de l'œuf est beaucoup plus importante que son contenu en cholestérol.

La qualité des graisses de l'œuf dépend de la façon dont la poule a été nourrie. On trouve aujourd'hui dans le commerce des œufs ayant une composition en graisse adéquate (les poules reçoivent une alimentation à base de graines de lin riches en oméga-3). Ces œufs portent le label Bleu-Blanc-Cœur. Et cerise sur le gâteau, ces œufs sont des sources intéressantes d'un oméga-3 particulier, le DHA, uniquement retrouvé dans les poissons gras, donc parfait pour ceux qui ne consomment pas du tout de poisson.
Très riches en protéines et en vitamines A et D, et surtout d'un coût très faible, les œufs peuvent faire partie de votre alimentation à raison de 6 à 7 par semaine.

Côté étiquetage, regardez bien le numéro inscrit sur l'emballage ou directement sur les œufs avant les lettres « FR », il vous renseignera sur les conditions d'élevage des poules et donc sur leur nourriture. Optez donc uniquement pour des codes 0 ou 1.

- Code 0 : œufs de poules élevées en plein air (agriculture biologique).
- Code 1 : œufs de poules élevées en plein air.
- Code 2 : œufs de poules élevées au sol en hangar.
- Code 3 : œufs de poules élevées en cage.

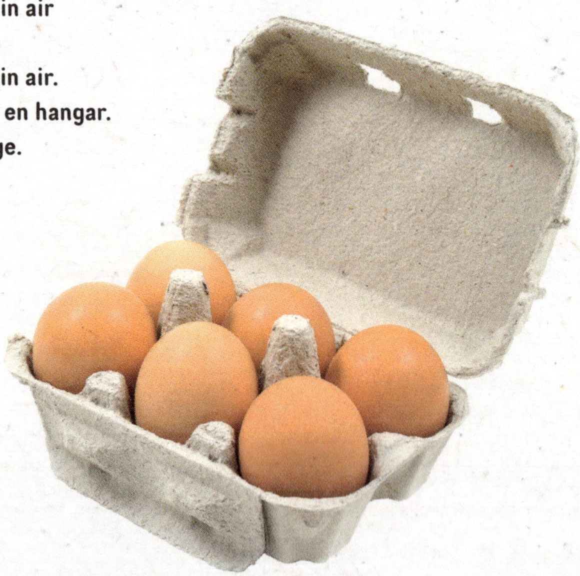

Votre hydratation

Notez vos verres d'eau et boissons chaudes supplémentaires.

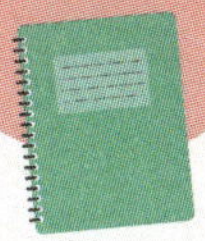

Prenez un petit verre d'eau avant votre déjeuner.

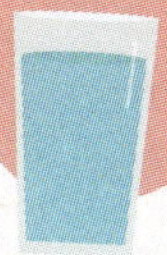

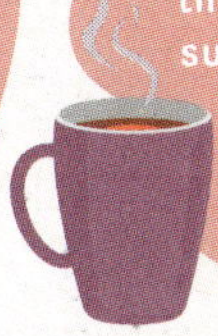

Prenez une pause thé (sans sucre) supplémentaire avec vos collègues.

Le soir, prenez un décaféiné ou une tisane après votre repas (si vous en avez envie), tranquillement installé dans votre canapé.

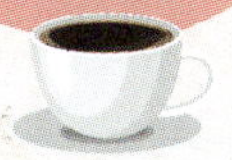

Le premier jour de votre programme, ajoutez un petit verre d'eau au moment qui vous semble le plus approprié (début/fin de repas, collation…). Le deuxième jour, prenez ce même verre d'eau au même moment que la veille et ajoutez un autre verre d'eau dans la journée, et ainsi de suite jusqu'à ajouter 5 petits verres d'eau supplémentaires par jour.

Il s'agit ici uniquement d'eau : du robinet, filtrée ou non par une carafe ou de l'eau en bouteille (pas de jus de fruits, boissons sucrées ou adoucies aux édulcorants de synthèse).

Voici quelques astuces supplémentaires :

- Achetez une gourde en inox (33 cl ou 50 cl) plus pratique pour l'emporter partout.
- Si vous avez des difficultés avec l'eau plate, essayez de l'aromatiser avec du jus de citron ; vous bénéficiez en prime de substances antioxydantes protectrices !
- Si vous préférez les eaux pétillantes, Quézac ou Vernière sont de bonnes eaux alcalinisantes à boire en début de repas ou à substituer aux boissons gazeuses que vous aviez peut-être l'habitude de consommer.
- Si vous préférez les eaux minérales plates, misez sur Thonon et Évian.
- Si l'eau froide ou tiède vous rebute, prenez une tisane ou un décaféiné.
- En dernier recours seulement, tournez-vous vers les eaux aromatisées. Choisissez celles qui ne contiennent pas d'édulcorants de synthèse (Perrier citron, Salvetat citron-citron vert, Badoit citron vert), car leur présence entretient l'appétence pour le goût sucré et perturbe le microbiote.

À SAVOIR

Et l'alcool ?

Dans la phase offensive de ce régime, il est préférable de s'abstenir de toute boisson alcoolisée si vous voulez perdre rapidement vos premiers kilos. Un seul verre de bière, par exemple, suffit à réduire à néant tous les efforts fournis lors d'une marche active de 20 minutes ! Par la suite, vous allez pouvoir, si vous le désirez, intégrer un petit verre de vin rouge à votre repas sans compromettre votre perte de poids.

Votre activité physique

Si vous vous remettez au sport, cela ne sera pas forcément facile comme reprise. Rappelez-vous que l'activité physique, quelle qu'elle soit va vous permettre d'atteindre votre objectif plus rapidement puisque l'énergie que vous dépensez sera plus importante que l'énergie que vous consommez.

Vous passerez forcément par une phase de reconditionnement (courbatures, motivation difficile à trouver, fatigue) qui peut parfois être décourageante, mais je ne doute pas que vous arriverez à passer outre. Vos maîtres-mots en matière d'activité physique seront :

Activité régulière – prolongée – d'intensité modérée et adaptée (selon votre âge, vos capacités, l'intensité et la durée)

Dans un premier temps, il va falloir miser sur des exercices de « cardio » plutôt que sur des exercices qui développent la masse musculaire. Ainsi, la marche, la course, le vélo ou encore la natation sont des activités facilement abordables par tous et à moindre coût. L'objectif est de faire 30 minutes d'exercices de « cardio » chaque jour.

Astuce

Votre terrain d'entraînement sera votre quotidien, vos activités de tous les jours à l'intérieur ou à l'extérieur. Souvenez-vous : c'est la régularité qui paie.

- → Je planifie mes séances sur mon agenda.
- → Je ne trouve pas de fausses excuses pour ne pas les faire.
- → Je tente de trouver des objectifs, des buts : me rendre dans tel arrondissement, aller jusqu'au parc ou jusqu'à l'église, etc.
- → J'emmène mon chien si j'en possède un ou j'en profite pour faire faire de l'exercice à une partie ou à toute la famille. Les enfants ont aussi besoin de marcher en sortant de l'école, par exemple.
- → Je pars avec une montre ou un chronomètre.
- → Je marche pendant 15 minutes dans une direction et je fais demi-tour.
- → Je me tiens bien droit, et je ne baisse pas la tête en marchant.
- → Je présente un visage réjoui aux autres quand je marche.
- → Je prends toujours les escaliers et évite au maximum les ascenseurs.
- → Je désherbe mon jardin, je tonds la pelouse.
- → Je passe l'aspirateur, je fais mes vitres.
- → Je me gare au milieu ou au bout du parking quand je fais mes courses.
- → Je vais chercher mon journal à pied.

6 RÈGLES À RESPECTER AVANT DE DÉBUTER DES EXERCICES À VISÉE « CARDIO »

1. Débutez toujours par une séance de courte durée.
2. Augmentez progressivement la durée de l'exercice jusqu'à un maximum de 45 minutes par séance.
3. Quand vous pouvez faire une séance de 45 minutes, augmentez le niveau de difficulté.
4. Au début, fixez-vous un objectif de 3 séances par semaine et augmentez jusqu'à cinq fois.
5. Pendant vos efforts, n'oubliez pas de bien respirer ! Et rappelez-vous que vous devez pouvoir tenir une conversation sans être essoufflé. Si ce n'est pas le cas, ralentissez la cadence.
6. Et si vous interrompez votre activité physique pendant quelques jours, reprenez-la à un niveau inférieur à celui de la dernière fois. Vous augmenterez ensuite graduellement la durée de l'exercice et la résistance.

Votre programme Marche à pied

C'est un excellent choix, car c'est une activité simple et pratique au quotidien. Avant de vous lancer, achetez des chaussures confortables et adaptées, essayez de marcher 20 à 30 minutes par jour, 3 à 5 fois par semaine, commencez doucement et marchez un peu plus loin chaque jour.
Pendant votre séance, marchez à un rythme constant, détendez vos bras et le haut de votre corps, pensez à bien respirer et arrêtez-vous pour reprendre votre souffle si vous en avez besoin.

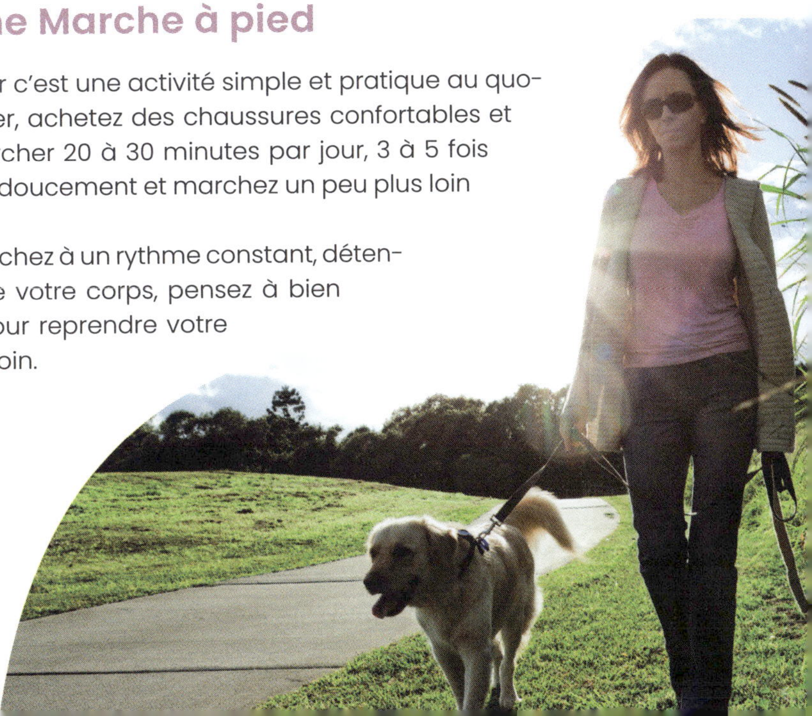

SEMAINE 2

Votre programme Vélo d'appartement

Qu'il pleuve ou qu'il vente, vous pouvez en faire chez vous, sans risquer la chute, tout en profitant de votre émission ou votre musique favorite ! Avant de vous lancer, commencez par pédaler pendant 10 à 15 minutes. Ensuite, essayez d'augmenter la durée de votre séance de 5 à 10 minutes jusqu'à atteindre progressivement 45 minutes. Une fois cette étape passée haut la main, vous pourrez augmenter l'intensité, c'est-à-dire la résistance et toujours en fonction de votre essoufflement. Si vous décidez de faire du vélo en extérieur, procédez de la même façon et surtout privilégiez toujours ce mode de déplacement à la voiture.

2 ALTERNATIVES « BONUS »

→ **Les escaliers :** Si vous ne souhaitez pas investir dans un vélo d'appartement, et que vous possédez des escaliers chez vous ou au bureau, c'est le moment de les emprunter ! Mais avant de vous lancer dans une séance, ayez bien en tête les risques de chute. Ainsi, faites-le toujours doucement, tenez-vous à la rampe et surtout tentez de bien coordonner votre respiration en fonction de votre effort. Expirez par la bouche quand vous montez sur la première marche puis inspirez par le nez quand vous passez sur la marche supérieure. Dans l'idéal vous devriez essayer de monter et descendre les escaliers pendant 20 minutes... C'est possible, il faut juste que vos voisins ne vous voient pas !

→ **Le podomètre :** Vous trouverez également facilement dans les magasins de sport et ceci à moindre coût, un podomètre à accrocher à votre ceinture. Ce petit appareil pourra vous permettre d'évaluer quantitativement le nombre de pas que vous effectuez par jour. Chaque jour, fixez-vous comme objectif de dépasser ce nombre ! C'est très ludique !

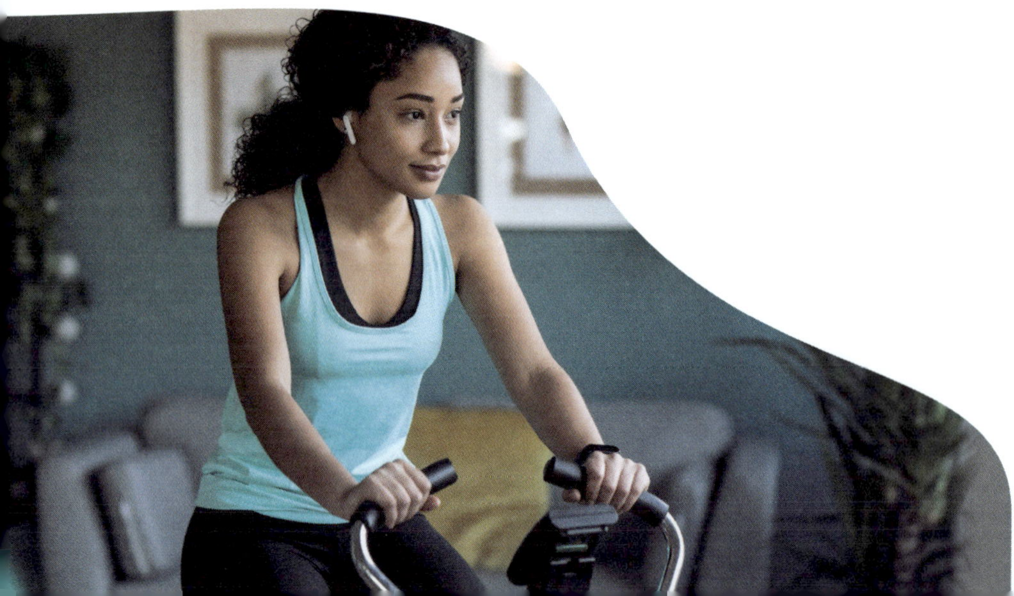

Le stress, facteur de poids

Si vous avez acheté ce livre, c'est sans doute que vous avez quelques kilos excédentaires. Ces kilos sont probablement le signe d'une alimentation et d'une activité physique inadéquates, mais pas seulement.
Ils sont peut-être aussi le résultat de compulsions liées à un stress chronique ou une souffrance psychologique : déceptions, fuite en avant, résignations, frustrations...

L'aspect comportemental de votre surpoids doit être pris en compte. Dans ce cas, un spécialiste de nutrition comportementale ou de cohérence cardiaque ou d'hypnose peut vous venir en aide. À ce propos, nous vous recommandons la lecture de plusieurs ouvrages parus aux éditions Thierry Souccar : *Maigrir par la cohérence cardiaque*, du Dr David O'Hare, *Maigrir aujourd'hui pour ne pas reprendre demain*, des docteurs Ménat et Villemur, et *Je résiste mieux au stress*, Collectif.

Les facteurs de la prise de poids

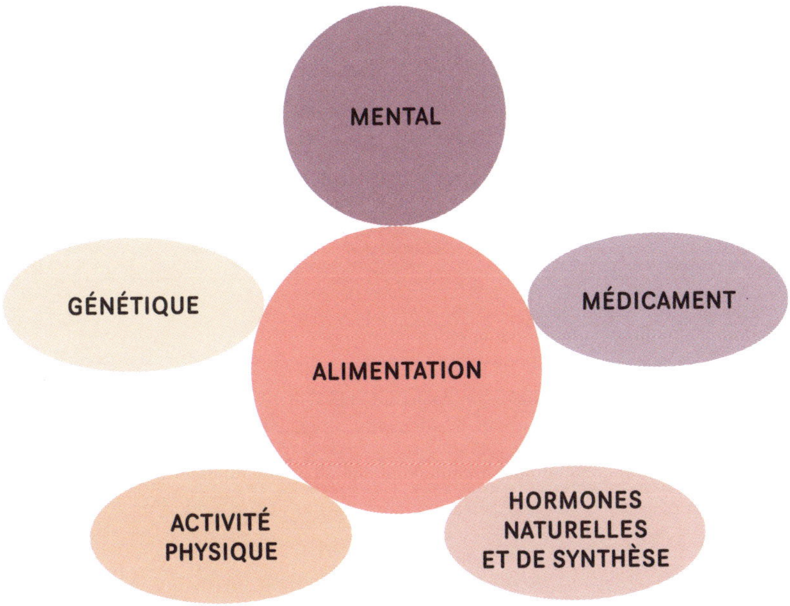

VOTRE LISTE DE COURSES À IG TRÈS BAS (IG < 20)

Vous retrouverez ces aliments dans la liste, en flashant le QR-code (p. 2). Surlignez uniquement ce que vous aimez et faites vos menus en conséquence. Pour mieux choisir vos produits du supermarché, je vous conseille de lire *Le bon choix au supermarché*[4] pour éviter les aliments ultra-transformés.

Légumes

- artichaut
- asperge (conserve ou fraîche)
- aubergine
- avocat
- blette
- brocoli
- carotte
- céleri branche ou rave,
- champignon (conserve ou frais)
- chicorée
- choux : chou cavalier, chou gras, chou-fleur, chou vert, chou rouge, chou frisé, chou rave, chou de Bruxelles
- cœur de palmier,
- concombre
- cornichon
- courge
- courgette
- cresson
- endive
- épinard
- fenouil
- frisée
- pois mange tout
- haricot vert ou haricot beurre
- laitue, laitue romaine
- macédoine de légumes (conserve)
- mâche
- pâtisson
- poireau
- poivron
- pousse de bambou
- radis
- roquette
- rutabaga
- salsifis
- scarole
- tomate et tomate cerise,
- topinambour

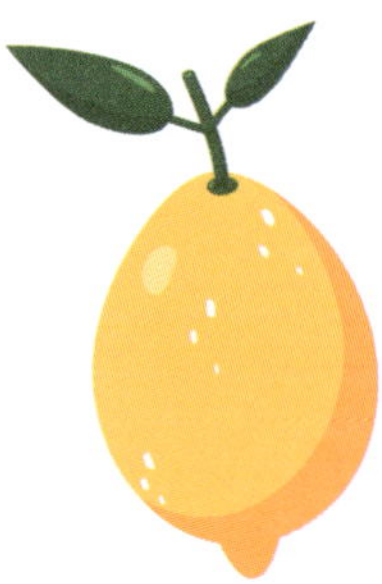

Fruits

- cassis
- citron, jus de citron sans sucre
- rhubarbe

Poissonnerie

- aiglefin
- anchois
- anguille
- bar
- brochet
- calmar
- carpe
- colin
- éperlan
- espadon
- esturgeon et caviar
- flétan
- foie de morue
- hareng
- maquereau (frais ou en conserve)
- merlan (lieu noir)
- mérou
- morue
- mulet
- perche rose
- poulpe
- sardines (fraîches ou conserve)
- saumon (frais, fumé ou en conserve)
- seiche
- sole
- thon (frais ou conserve nature sans huile)
- truite
- turbot

Crustacés

- araignée de mer
- bigorneau
- conque
- crabe
- tourteau
- crevette
- écrevisse
- homard
- huître
- langouste
- moules
- noix de Saint-Jacques
- ormeau
- palourde
- pétoncles

Boucherie - viandes - œufs

- agneau (cervelle, cœur, côtes, épaule, foie, gigot, rognons)
- bœuf (cervelle, cœur, côte, faux-filet, foie, langue, longe, pastrami, rognons, tripes, viande des grisons)
- porc (bacon, épaule, foie, jambon de porc sans nitrites, longe, pied, queue, rôti, rognons)
- poulet (aile, cuisse, blanc, gésiers, jambon de poulet sans nitrites)
- dinde (cuisse, blanc, jambon de dinde sans nitrites)
- veau (cervelle, cœur, côte, foie, langue, rognons, escalope, palette, ris)
- autres viandes (canard, chapon, caille, lapin, oie, pintade ou encore cuisses de grenouilles, escargots) et gibiers (chevreuil, faisan, lièvre, sanglier)
- œufs de poule plein air et de caille

Aromates et épices (frais ou en poudre)

- ail
- aneth
- anis
- basilic
- cannelle
- câpres
- cardamome
- cerfeuil
- ciboulette
- clou de girofle
- coriandre
- cumin
- curcuma
- échalote
- estragon
- fenouil
- fenugrec
- gingembre
- laurier
- marjolaine
- menthe et menthe poivrée
- graines de moutarde
- muscade
- oignon et oignon vert
- origan
- paprika
- graines de pavot
- persil
- piment de Cayenne
- piment rouge (séché ou conserve)
- poivre blanc ou noir
- romarin
- safran
- sarriette
- sauge
- thym
- vinaigre

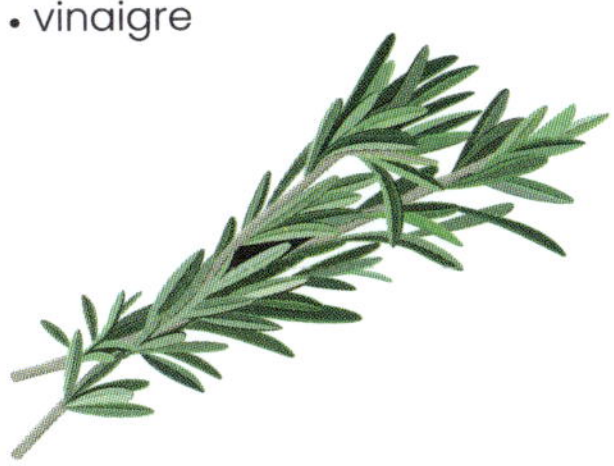

Arômes (trouvés au rayon « aide à la pâtisserie »)

- arômes naturels (vanille, fleur d'oranger, citron, café, etc.)

Boissons

- café, décaféiné
- chicorée
- Perrier
- Quézac
- Thonon
- Évian
- thé et tisanes

Fromages

- carré frais 0 % de MG nature ou ail et fines herbes
- camembert à 5 % de MG

Fruits oléagineux – corps gras

- amandes
- noisettes
- noix de Grenoble, de pécan, de macadamia, du Brésil
- graines de lin, chia, courge, tournesol
- huile de colza et d'olive « pression à froid »

Soja et dérivés

- graines germées
- tofu
- tempeh
- dessert végétal au soja nature

Céréales et dérivés

- son de blé
- son d'avoine
- germe de blé

VOS MENUS DE LA SEMAINE

Petit déjeuner, collation, déjeuner

	LUNDI	MARDI	MERCREDI	JEUDI
PETIT DÉJEUNER			1 verre d'eau en +	1 verre d'eau en +
	Thé vert**	Café noir**	Rooibos**	Tisane au thym**
	2 œufs durs	2 tranches de jambon	2 carrés frais 0 %	3 tranches de viande des grisons
	1 yaourt soja nature	1 compote cassis-rhubarbe	1 yaourt soja	1 compote cassis-rhubarbe
	5 noisettes	5 noix	1 cs germe de blé	5 amandes
COLLATION	6 tomates cerise - 1 verre de quézac	1 yaourt soja - 1 thé vert**	5 amandes - 1 tisane**	1 perrier + jus de citron - 1 yaourt soja
DÉJEUNER		1 verre d'eau en +	1 verre d'eau en +	1 verre d'eau en +
	1/2 avocat	Tomates crues	Champignons crus	Radis
	Crevettes roses	Escalope de veau	**Courgette farcie au steak haché***	Cuisse de poulet
	Asperges	Aubergines		Brocolis
	Scarole	Frisée	Mâche	Laitue
	1 carré frais 0 %	1 yaourt soja et extrait citron	1 yaourt soja et cannelle	1 carré frais 0 %

* Les recettes en gras sont à retrouver en flashant le QR-code ci-contre :

VENDREDI	SAMEDI	DIMANCHE	
1 verre d'eau en +	1 verre d'eau en +	1 verre d'eau en +	PETIT DÉJEUNER
Thé vert à la menthe**	Thé noir**	Infusion menthe réglisse**	
5 œufs de caille	1 bol fruits rouges	1/2 pomelo	
1 yaourt soja	Lait 1/2 écrémé	2 petits-suisses	
1 c. à c. pignons de pin	Muesli type Jordan's	2 tranches pain intégral - sirop d'agave	
5 noisettes - 1 café**	1 tranche Wasa - 1 rooibos**	4 figues - 1 café**	COLLATION
1 verre d'eau en +	1 verre d'eau en +	1 verre d'eau en +	DÉJEUNER
Carottes rapées	Betterave crue	Macédoine de légumes	
Pavé de saumon	Pintade	Noix de Saint-Jacques	
Poireaux	Ratatouille maison	Riz complet	
Roquette	2 tranches pain complet + St Nectaire	Frisée - graines de courges	
1 yaourt soja - 1 c. à c. Van Houten	Nectarine	Raisin - 1 carré chocolat noir	

** non sucré

IG < 20

IG < 55

En pratique

VOS MENUS DE LA SEMAINE

Collation, dîner

	LUNDI	MARDI	MERCREDI	JEUDI
COLLATION (SI BESOIN)				1 verre d'eau en +
	1 perrier - jus de citron	1 rooibos*	1 thé noir*	1 café noir**
	5 noisettes	5 amandes	5 noix	4 tranches de bacon
	10 radis	1 tranche de blanc de dinde	5 œufs de caille	1 yaourt soja
DÎNER	1 verre d'eau en +	1 verre d'eau en +	1 verre d'eau en +	1 verre d'eau en +
	Pirogue d'endives aux rillettes de thon*	Courgettes râpées	Concombre	Chou-fleur cru
	Escalope de dinde	Moules cuites	Maquereau au naturel	Rôti de porc
	Champignons	Poivrons cuits	Fenouil	Salsifis
	Roquette	Feuille de chêne	Laitue	Scarole
	1 yaourt soja arôme citron	1 carré frais ail et fines herbes	1 carré frais nature	1 yaourt soja nature

En pratique

* Les recettes en gras sont à retrouver en flashant le QR-code ci-contre :

VENDREDI	SAMEDI	DIMANCHE	
1 verre d'eau en +	1 verre d'eau en +	1 verre d'eau en +	COLLATION (SI BESOIN)
1 tisane fruits rouges**	1 thé vert**	1 café**	
5 amandes	5 abricots secs	1 pêche	
10 tomates cerise	1 yaourt soja	2 biscuits secs (petit-beurre)	
1 verre d'eau en +	1 verre d'eau en +	1 verre d'eau en +	DÎNER
Céleri rave	½ avocat	Potage tomates-oignon-lentilles corail	
Sardines à l'huile d'olive	Magret de canard		
Cœurs de palmier	Poêlée de courgettes	1 tranche pain intégral	
Mâche	Ebly	1 yaourt soja	
1 carré frais	Bol fraises - framboises	Pomme au four	
1 décaféiné** en +	1 décaféiné** en +	1 décaféiné** en +	

** non sucré

IG < 20

IG < 55

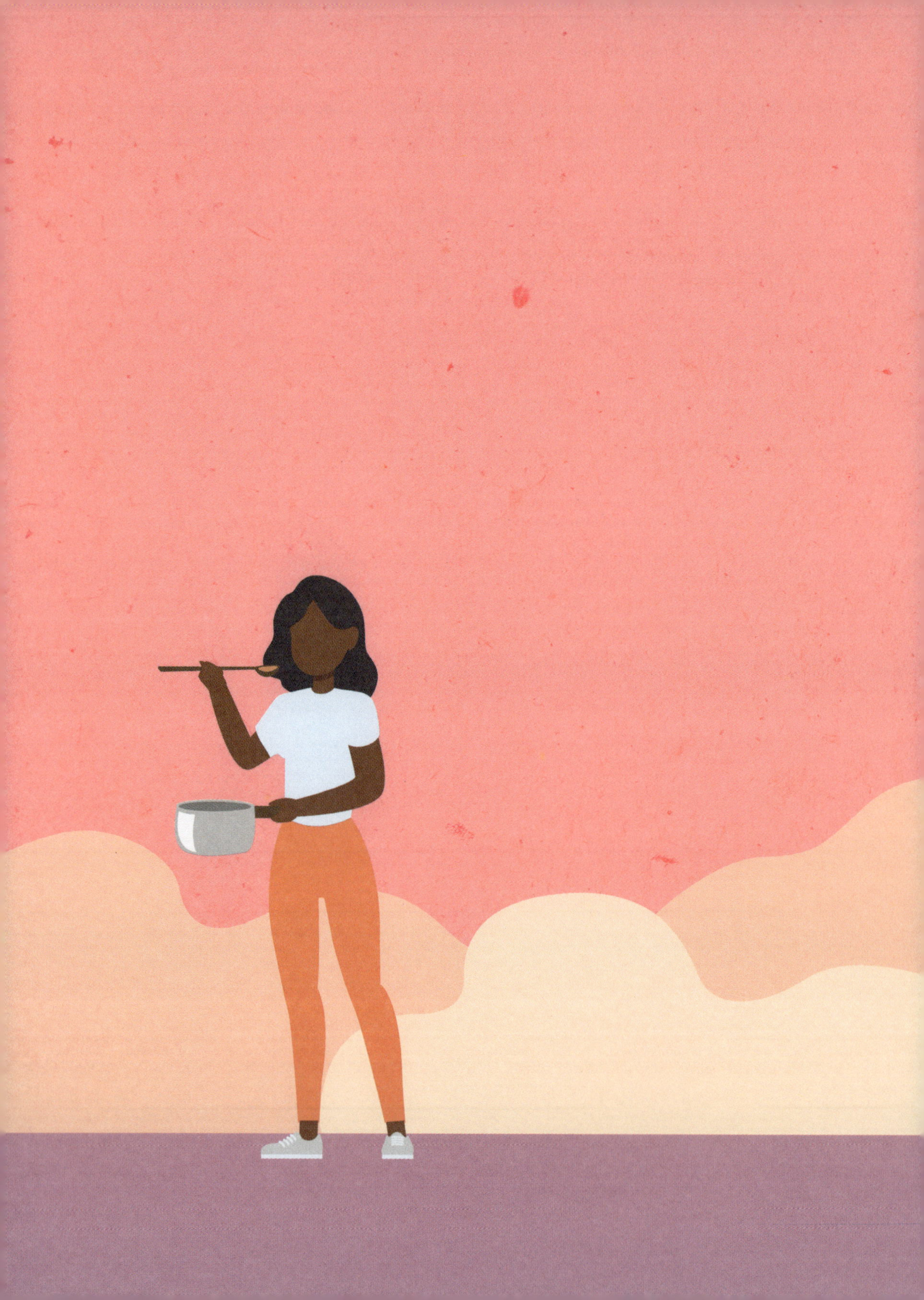

LA PHASE DÉSTOCKAGE

SEMAINE

3

SEMAINE 3

VOTRE MISSION POUR ATTEINDRE CETTE DEUXIÈME PHASE

Bravo pour l'étape 1 que vous avez franchie ! Maintenant, en route pour la phase de déstockage.

Au cours de cette étape, vous allez pouvoir consommer tous les aliments dont l'IG est inférieur à 55. C'est-à-dire que vous avez la possibilité désormais de choisir vos aliments parmi ceux de la liste verte + ceux de la liste jaune (cf. page 2 en flashant le QR-code). Comme précédemment, il vous faudra vous familiariser progressivement avec ces nouveaux aliments afin de pouvoir planifier vos menus de la semaine et être en mesure d'établir votre propre liste de courses.

Si vous êtes habitué à prendre 3 repas par jour seulement, conservez-les. Sachez que vous pouvez aussi intégrer une ou deux collations « IG bas », au milieu de la matinée si vous commencez tôt le matin et au milieu de l'après-midi si vous mangez tard le soir. Le fait de manger de petites quantités de nourriture réparties dans la journée n'est pas forcément négatif. Les collations peuvent être une bonne chose à condition de ne pas alourdir la consommation énergétique, mais plutôt dans le sens où elles favorisent des repas légers.

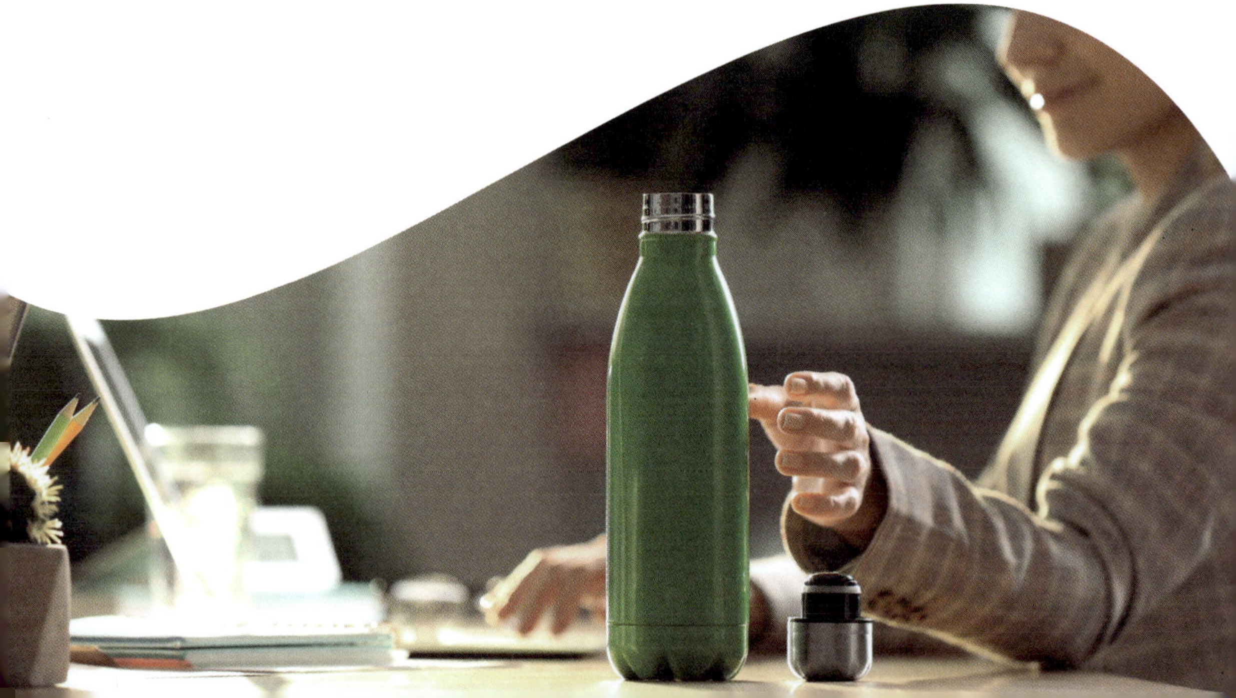

CHECKLIST DE LA SEMAINE

ACTIVITÉ PHYSIQUE

Essayez d'atteindre 30 minutes d'activité physique 4 fois par semaine :

→ **pour continuer à dépenser de l'énergie ;**
→ **pour garder votre motivation au top ;**
→ **pour réduire toujours plus votre stress ;**
→ **pour augmenter votre endurance ;**
→ **pour développer votre souplesse, votre équilibre et améliorer votre image corporelle.**

ALIMENTATION

Tentez :

→ **de ne prendre un petit déjeuner le matin que si vous avez réellement faim ;**
→ **d'acheter un pain de qualité comme un pain au levain (goût acide), si possible multicéréales (blé, seigle, orge, avoine) et avec des graines de lin ;**
→ **de planifier tous vos repas à l'avance pour ne pas être pris de court ;**
→ **de donner la priorité aux légumes et aux fruits frais ou surgelés ;**
→ **d'impliquer vos proches dans votre parcours ;**
→ **de ne pas oublier les protéines (animales ou végétales) à tous les repas ;**
→ **de faire des collations « IG bas » et seulement si elles sont nécessaires ;**
→ **de lire attentivement les étiquettes au supermarché.**

SEMAINE 3

VOS REPAS DE LA DEUXIÈME PHASE

1. Le petit déjeuner

Durant cette phase de déstockage, les choix alimentaires sont beaucoup plus variés qu'à la première phase et vous devriez pouvoir trouver facilement le ou les petits déjeuners qui vous conviennent. Toutefois, il vous faudra faire une croix sur :

- le pain blanc ;
- les biscottes ;
- les viennoiseries ;
- de nombreuses céréales du petit déjeuner, même estampillées « diététiques ».

Et si avant de commencer ce programme, vous consommiez un petit déjeuner essentiellement à base de glucides, vous allez devoir y intégrer des aliments protéiques. Pour composer un petit déjeuner équilibré, il vous suffira de choisir un aliment dans chacune des colonnes du tableau (cf. p. 66) en fonction des saisons et surtout de vos envies ! Si toutefois vous ne trouvez pas votre bonheur, référez-vous aux listes verte et jaune et choisissez un autre aliment (attention toutefois, certains aliments « transformés » peuvent se trouver dans ces listes, mais ne doivent être consommés qu'une seule fois par semaine. Ils sont signalés par ce symbole ⚠).

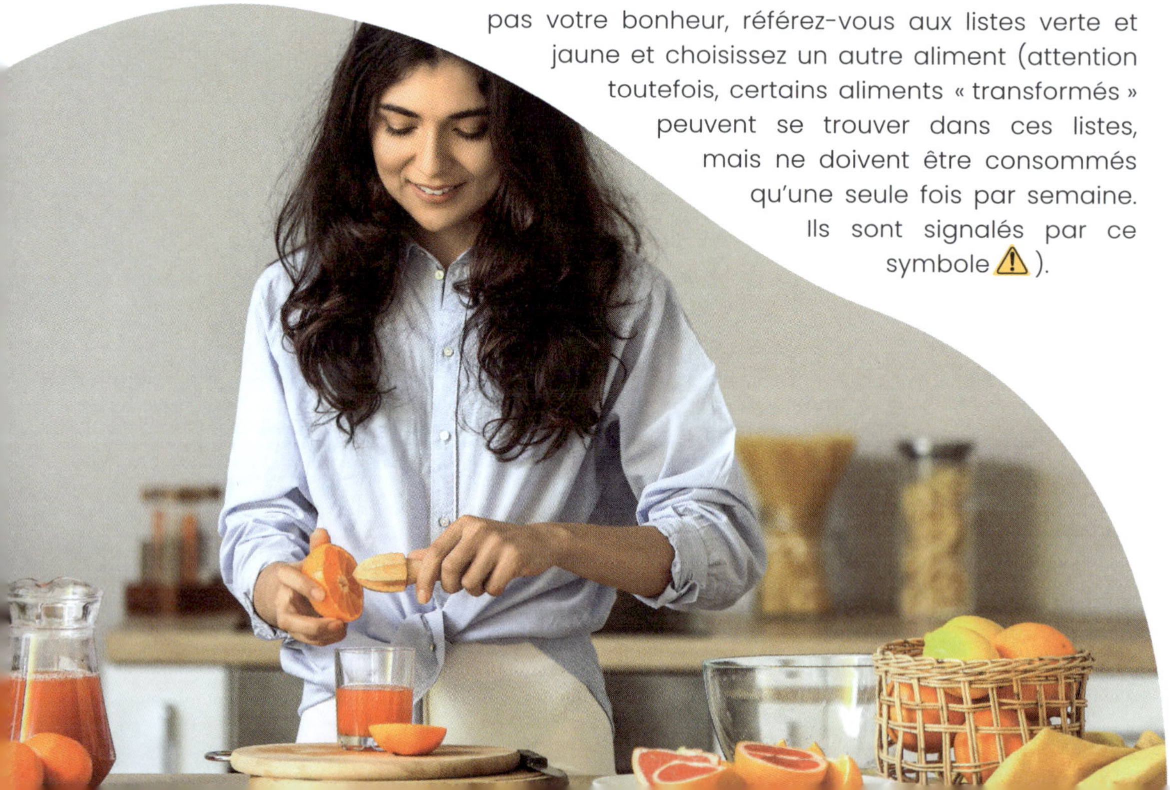

Je le répète ici : le petit déjeuner n'est pas un passage obligé mais si vous souhaitez en prendre un, il est impératif qu'il réponde à certaines règles puisqu'il conditionnera toute votre journée.

2. Le déjeuner et le dîner

Idéalement, chaque repas devrait comporter :

- **une base de légumes et de fruits** (puisque leur IG est bas voire très bas) : je vous encourage à puiser en priorité vos glucides dans les légumes et les fruits. La part totale des légumes doit être supérieure au reste des mets.
- **des aliments céréaliers à IG bas** (en faible quantité, voire de manière optionnelle).
- **des protéines** : je préconise d'intégrer une portion de protéines à chaque repas, y compris au petit déjeuner comme nous l'avons vu, car les protéines réduisent la sensation de faim et elles sont indispensables pour limiter le stress et conserver votre masse musculaire.
- **des bonnes graisses** : dès lors que vous mangez de bonnes graisses (par exemple : poisson gras, noix, huiles d'olive et de colza), vous n'êtes pas obligé de les compter et les mesurer dans votre régime quotidien !

À SAVOIR

Dans les listes d'aliments, vous pouvez constater que l'IG du melon, de la pastèque, du potiron sont élevés (entre 65 et 75). Mais ne vous focalisez pas dessus. Comme ils contiennent peu de glucides, ils n'élèvent pas la glycémie dans de fortes proportions. Retenez que dans leur ensemble, les fruits ne posent pas de problèmes, car leurs IG sont faibles le plus souvent. En règle générale, plus un fruit est acide, plus son IG est bas.

Je vous conseille, tout comme à la première phase, de planifier vos menus avant même d'aller faire les courses. Vous trouverez à la fin de cette partie (p. 76-79), un exemple de semaine de menus de déstockage pour vous donner quelques idées et avoir en tête un schéma alimentaire. Par ailleurs, si vous n'êtes pas seul à participer à ce programme, il est impératif de responsabiliser votre famille dans le choix des menus. Si certains mangent à la cantine, récupérez à l'avance les menus et essayez de compenser certains manques le soir tout en équilibrant, avec des aliments à IG bas, très bas ou nul.

3. Les collations

À 10 h ou à 16 h, il arrive parfois qu'un « petit creux » dans l'estomac se fasse sentir... Il est important à ce moment de ne pas culpabiliser si vous avez envie de manger, l'essentiel est de prendre une collation « IG bas » constituée d'aliments qui apportent de l'énergie pour continuer la matinée ou l'après-midi sans couper l'appétit pour le repas suivant et surtout riches en éléments essentiels : vitamines, minéraux, fibres, acides gras essentiels. Les collations « IG bas » se différencient donc du grignotage par le choix des aliments qui les constituent. Sucrés ou salés, les aliments de vos collations devront être les moins transformés possibles et surtout restez vigilants, car ces collations ne sont pas « obligatoires ». Elles ne sont autorisées que dans la mesure où la faim se fait sentir. Si vous souhaitez perdre du poids, la première règle indispensable à observer consiste à ne manger que lorsque vous avez faim.

Si vous avez faim, à un moment ou à un autre de la journée, il faut vous poser les bonnes questions :

- **Les aliments de mes repas précédents étaient-ils assez complets ?**
- **Ai-je mangé assez de protéines (animales ou végétales) ?**
- **Pourquoi ai-je faim à ce moment précis ?**
- **Ai-je réellement faim ou cette prise de nourriture ne serait-elle pas là pour combler un manque émotionnel ?**

Bon nombre de personnes pensent que c'est parce qu'elles n'ont pas mangé assez de « féculents » au repas précédent. Or bien souvent, ces fringales sont le signe d'une baisse de la glycémie, qui sera d'autant plus importante que vous aurez mangé auparavant des aliments à IG élevé.
Si malgré tous vos efforts, vous ressentez quand même une faim, typiquement en fin d'après-midi, une heure avant de manger, ayez toujours dans votre réfrigérateur quelque chose de prêt à con- sommer en rentrant du travail : des œufs de caille, des œufs durs, du blanc de dinde ou de poulet sans nitrites, des cœurs de palmier, des tomates cerise ou des tomates ou encore surtout des fruits à IG bas.

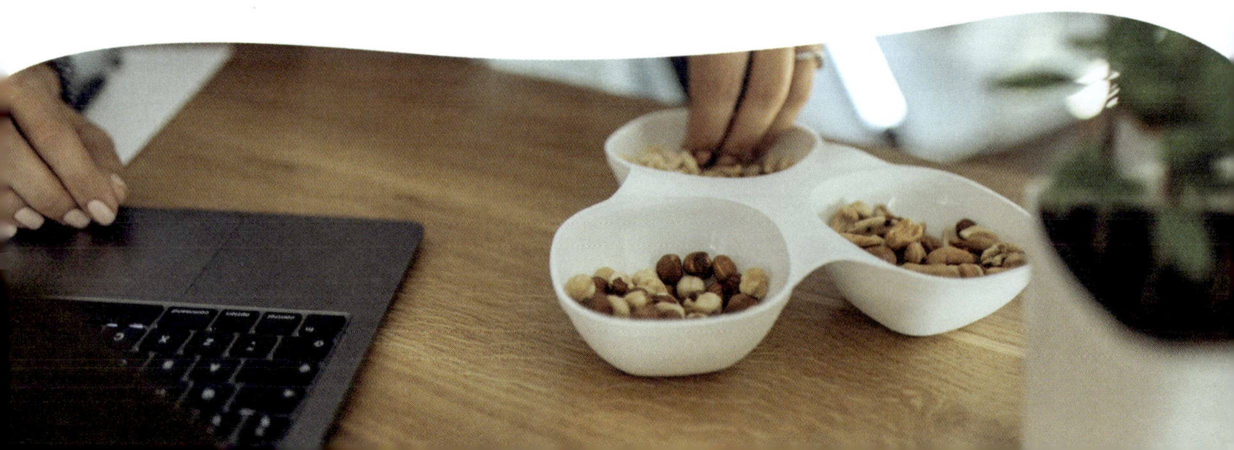

FOCUS

La taille de vos portions

Voilà un point capital sur lequel il est important d'insister. La taille des portions varie bien évidemment en fonction des personnes et des gabarits. L'important avant tout est de s'arrêter de manger avant d'être totalement rassasié. Il faut perdre cette habitude d'estimer que le repas n'est pas terminé tant que vous n'êtes pas totalement repu. D'ailleurs, cette sensation d'un rassasiement complet, si vous l'analysez, n'est pas des plus confortables ; l'estomac est lourd et le ventre tendu. La digestion vous plonge ensuite dans un état de somnolence. Le niveau d'énergie diminue ainsi que l'acuité intellectuelle.

Votre repas doit être considéré comme terminé, c'est-à-dire que la prise de nourriture doit s'arrêter, lorsque vous ressentez que votre estomac est empli à 80 %, donc avant d'être totalement repu. C'est une nouvelle sensation avec laquelle vous allez devoir vous familiariser et un nouveau « comportement » alimentaire à adopter. Peu à peu, vous allez réduire vos portions. Votre métabolisme va s'adapter à ce moindre afflux de nourriture. Votre corps va s'habituer à ce petit espace dans l'estomac. Vous vous sentirez plus léger. Votre bien-être et votre niveau d'énergie s'en trouveront améliorés.
Cette habitude, les habitants d'Okinawa, une île japonaise, l'ont adoptée depuis des siècles. Et ça leur réussit. La frugalité de leur repas leur permet de ne pas prendre de poids avec l'âge. À Okinawa, les gens sont minces et le restent toute leur vie. C'est aussi l'île où l'on vit le plus longtemps au monde. Cette communauté compte 4 fois plus de centenaires que la nôtre.

Certes manger est un plaisir et peut-être au début vous sentirez-vous frustré de ne pas poursuivre ce moment agréable, parce que votre estomac en a décidé ainsi. Rappelez-vous alors que c'est un plaisir qui se renouvelle 3 fois par jour et que si la faim se réveille avant l'heure du repas suivant, rien ne vous empêche de calmer ce petit creux avec quelques amandes ou noix (5 ou 6) accompagnées de figues ou d'abricots secs (1 ou 2). Si une collation vous permet de calmer votre faim au moment de passer à table, vous serez moins tenté de manger de grosses quantités et il vous sera plus facile de stopper la prise alimentaire à 80 % de la satiété.

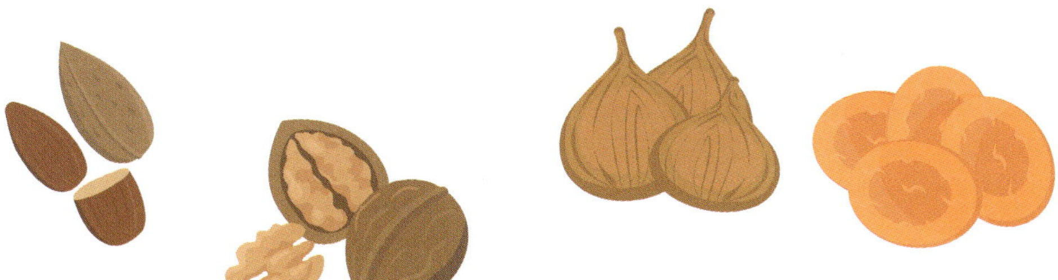

En pratique

Votre petit déjeuner

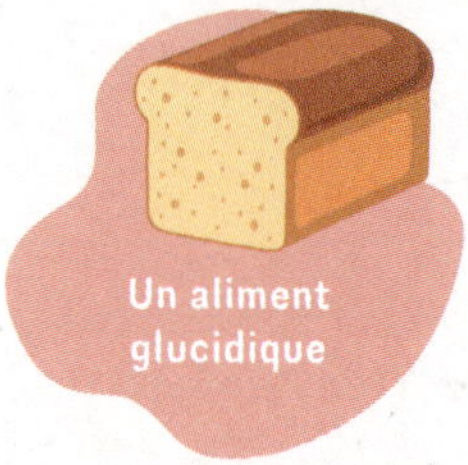

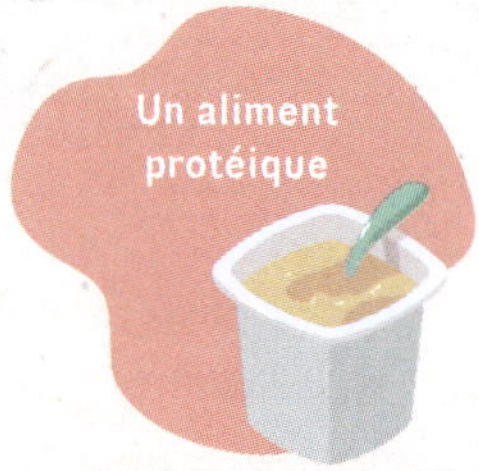

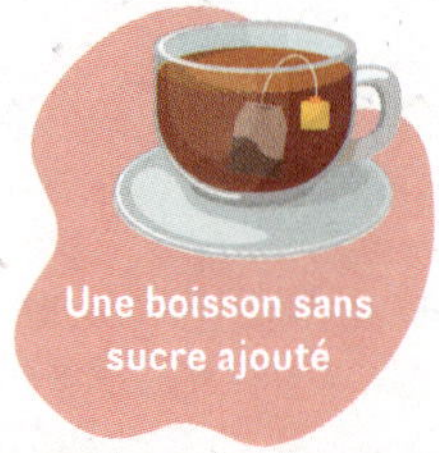

UN FRUIT	UN ALIMENT GLUCIDIQUE	UN ALIMENT PROTÉIQUE	UNE BOISSON SANS SUCRE AJOUTÉ
¼ de melon ou 1 tranche de pastèque	2 tranches de pain aux graines de lin	1 fromage blanc nature 0 % ou 1 yaourt nature 0 % ou 2 petits-suisses nature	Café arabica ou robusta
½ pomélo	2 tranches de pain complet au levain	1 œuf (sur le plat, coque, brouillé ou omelette) ou 5 œufs de caille	Thé noir ou vert
1 banane	2 tranches de pain intégral au levain	3 tranches de viande des grisons ou de bacon	Chicorée – Ricoré
1 orange	2 tranches de pain de seigle + beurre	1 tranche de jambon, de blanc de dinde, de blanc de poulet ou de saumon fumé	Infusion au thym
1 pêche ou 1 nectarine	2 tranches de pain de son	1 yaourt de brebis nature	Infusion aux fruits rouges
1 petit bol de fruits rouges	2 tranches de pain multicéréales	2 Carrés Frais 0 % de MG (nature ou ail et fines herbes)	Infusion menthe/réglisse
1 petite grappe de raisin	3 tranches de Biscottes de seigle (type Wasa fibres)	1 dessert végétal au soja nature	Infusion tilleul
1 poire ou 1 pomme	Flocons d'avoine	100 g de tofu soyeux + 5-6 amandes	Infusion verveine/menthe
3 figues sèches	Muesli maison	150 ml de lait écrémé ou demi-écrémé	Maté
2 kiwis, 2 abricots ou 2 prunes	Muesli ssa* industriel	150 ml de boisson végétale (ssa)	Rooibos

* ssa = sans sucre ajouté

Sur vos tranches de pain au levain, vous pouvez étaler du beurre doux ou salé, de la purée d'oléagineux non sucrée (purée d'amandes, noisettes, sésame...).

Choisissez bien votre pain

Le pain blanc, qui est le pain majoritairement consommé en France, est dépourvu d'une grande partie des vitamines, minéraux et fibres du blé. Résultat : non seulement il a une bien piètre densité nutritionnelle, mais en plus, son IG est très élevé. Comment dans ce cas obtenir un pain de meilleure qualité nutritionnelle ? La farine complète affiche des teneurs supérieures en vitamines, minéraux et fibres, mais son IG est en revanche quasiment aussi élevé. Selon Walter Lopez, nutritionniste de l'Unité de laboratoire pour l'innovation des céréales (Riom), il y a deux façons d'obtenir des pains de bonne qualité nutritionnelle :

- **Diversifier les céréales :** en additionnant au pain d'autres céréales comme l'orge, l'avoine et le seigle qui sont beaucoup plus riches en fibres solubles ou en introduisant dans le pain des graines entières (blé, millet, quinoa ou graines de lin par exemple). C'est une façon sûre de diminuer l'index glycémique.
- **Préférer la panification au levain :** la fermentation au levain génère des acides organiques qui ralentissent la vidange gastrique et expliquerait que le pic de glycémie est moins important après ingestion. De plus, le levain favorise l'absorption des minéraux (magnésium, fer, zinc) et grâce à son goût puissant, il permet d'abaisser la teneur en sel.

À SAVOIR

Un moyen simple de repérer l'IG d'un pain consiste à observer la mie. Si elle est dense et peu aérée, l'IG est modéré. Si elle est blanche, alvéolée et très aérée, l'IG a de fortes chances d'être élevé ! Si vous achetez votre pain chez un artisan boulanger, n'hésitez pas à l'interroger sur le type de farine, d'agent levant (levures seules ou levain), l'addition ou non d'autres céréales, la présence de graines entières, etc. Si c'est au supermarché, lisez attentivement les compositions sur les emballages.

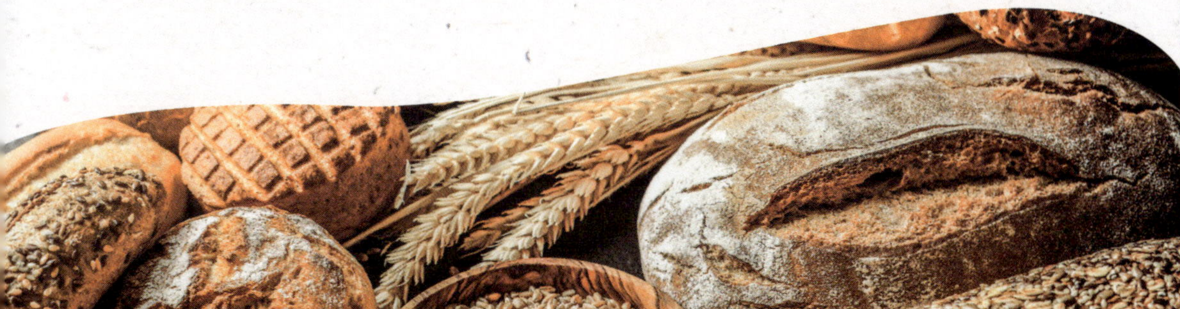

Vos repas type

DÉJEUNER

- Entrée de crudités & sa vinaigrette maison
- Viande, poisson ou fruits de mer Accompagnement de légumes à IG bas
- 1 c. à s. de céréales ou produits céréaliers cuits à IG bas
- Petite part de fromage ou dessert végétal au soja (si besoin) Fruit frais ou cuit

DÎNER

- Entrée de crudités / vinaigrette maison ou soupe maison
- Légumineuses (ou blanc de poulet/ dinde, poisson, fruits de mer ou viande des grisons) Accompagnement de légumes
- 1 c. à s. de céréales ou produits céréaliers cuits à IG bas
- Dessert végétal au soja ou produit laitier (si besoin) Fruit frais ou cuit

Comme vous pouvez le constater, le repas du midi et celui du soir se ressemblent. Pour le dîner, vous pouvez en effet reprendre les mêmes bases que celles du déjeuner, mais en ayant toujours à l'esprit que le repas du soir devra être plus « léger » en termes de calories et surtout en mauvaises graisses. Rappelez-vous que le soir, l'idéal est un menu 100 % végétarien et sans fromage !

→ Des légumes à volonté

Pas de restriction sur les légumes, surtout ceux de la liste verte : vous pouvez les consommer à volonté !

→ Un fruit à chaque repas

Nous sommes génétiquement programmés pour manger des légumes et des fruits (fruits et minceur ne sont pas incompatibles comme le proclament certains professionnels). N'ayez aucune crainte à manger 2 à 3 fruits par jour. En plus, si vous êtes habitué à finir votre repas par une touche sucrée, les fruits entiers sont un excellent dessert qui ne perturbera pas votre glycémie.

En pratique

→ Des céréales et produits céréaliers à IG bas

Ne pensez pas toujours pain et pâtes : il existe d'autres céréales que le blé qui ont bien sûr un goût différent, mais aussi des propriétés différentes. Le quinoa par exemple (ce n'est pas une céréale, mais se cuit comme tel) peut facilement remplacer le taboulé ou les pâtes le soir. Il s'utilise aussi bien pour la préparation d'entrées, de salades, d'accompagnements, de gratins ou de desserts.

→ Des protéines indispensables matin, midi et soir

Les protéines sont obligatoires et il est impératif que vous en consommiez une portion à chaque repas.

CATÉGORIE DE PROTÉINE	QUANTITÉ PAR SEMAINE
Viandes blanches	2 à 3
Viandes rouges	2 à 3 maxi (un peu plus pour les femmes non ménopausées)
Poissons gras (saumon, maquereau, thon, hareng, sardine, truite, anchois)	2 à 3
Légumineuses (lentilles vertes, blondes, rouges et corail, pois cassés, pois chiches, haricots blancs [lingot, cocos], haricots de couleur [rouges, noirs, roses], fèves...)	2 à 3
Coquillages, crustacés	1 à 2

À SAVOIR

Les légumes secs apportent autant de protéines à moindre coût et sans les mauvaises graisses de certaines viandes ! Riches en fibres solubles et insolubles, ils ont des IG bas et regorgent de vitamines du groupe B, de fer, de zinc et de magnésium. Côté préparation, vous pouvez les faire tremper la veille et les cuire avec du bicarbonate de sodium ou de la sarriette pour éviter les inconforts digestifs. Le tofu, qui est un dérivé du soja (légumineuse), s'adapte à beaucoup de recettes et permet d'ajouter à un repas végétarien une bonne quantité de protéines pour prolonger la satiété au maximum.

En pratique

→ De bonnes graisses au quotidien

Comme nous l'avons déjà vu, il est important de bien choisir vos corps gras pour le contrôle de votre poids et pour votre santé. Voici quelques règles indispensables :

- Utiliser l'huile d'olive pour vos cuissons et l'huile de colza pour vos assaisonnements de salades ou de plats chauds, car c'est le seul moyen de vous procurer dans les bonnes proportions les bonnes graisses, celles dont votre corps a besoin.
- Consommer occasionnellement un peu de beurre cru sur vos tartines.
- Se détourner définitivement de l'huile de tournesol, de maïs ou de pépins de raisin, car elles sont beaucoup trop riches en oméga-6.
- Cantonnez-vous à 30 g par jour de fromage et choisissez toujours des fromages bruts, non transformés.
- Ne vous obligez pas à manger des produits laitiers.

10 RÈGLES ALIMENTAIRES À RESPECTER CETTE SEMAINE

1. Dans les crudités : les croûtons, le maïs et les pommes de terre seront écartés.
2. Les viandes et les poissons ne devront être ni panés ni farinés.
3. La peau des volailles devra systématiquement être enlevée.
4. Les soupes du commerce seront en général évitées. Certaines soupes en briques peuvent toutefois être consommées, si elles ne contiennent que des légumes (ni de pommes de terre ni de crème fraîche).
5. Les plats préparés industriellement seront supprimés, car ils renferment souvent de mauvaises graisses, des agents de texture (amidons modifiés dont les IG sont élevés) et un excès de sel.
6. Les desserts lactés riches en sucres devront être évités.
7. Les pâtisseries, glaces et crèmes en tout genre devront être consommées modérément, car ils sont trop riches en sucre et en graisses saturées.
8. La cuisson se fera toujours sans beurre (éventuellement avec un peu d'huile d'olive), à la vapeur ou à l'étouffée.
9. L'utilisation de bouillons de volaille, bœuf ou légumes devra être proscrite, car ils apportent trop de mauvais ingrédients (sel, amidons modifiés, farine, sucre, exhausteurs de goût, huiles de mauvaises qualité).
10. Le sel devra être utilisé avec parcimonie, juste pour relever certains plats.

Vos collations

→ 1 boisson chaude sans sucre ajouté [thé noir ou thé vert, infusion de plantes, rooibos (thé rouge sans caféine), café] ou 1 boisson froide (eau citronnée)

→ Selon l'appétit et l'activité physique de votre journée, vous pouvez choisir 1 ou 2 propositions en plus :

- 1 fruit frais de saison
- ½ poignée de fruits secs à IG bas (abricots, pruneaux, figues)
- 1 compote sans sucre ajouté
- ½ poignée d'oléagineux non salés (amandes, noix, noisettes, noix de pécan, noix de cajou, graines de courge, etc.)
- 1 yaourt nature de soja, de vache, de chèvre ou de brebis
- 1 verre de boisson végétale sans sucre ajouté
- 3-4 œufs de caille
- 1 petite tranche de pain complet ou multicéréales au levain
- 2 tranches de biscottes de seigle (type Wasa fibres)
- 1 carré de chocolat noir à 85 % de cacao

Une collation, ça n'est pas un quatrième repas ! Il faut juste manger ce dont vous avez besoin puis s'arrêter.

Si vous travaillez, le matin préparez toujours avant de partir un petit sachet dans lequel vous mettrez votre collation : un fruit frais, quelques fruits secs ou oléagineux... Certes les oléagineux (amandes, noix, noisettes...) sont des aliments gras, mais ils renferment essentiellement de bonnes graisses insaturées qui peuvent contribuer à régulariser un bilan lipidique déséquilibré. De plus, les oléagineux sont riches en protéines, en fibres et en minéraux (magnésium et calcium notamment). Ce qui signifie qu'une petite poignée quotidienne permettra de caler intelligemment vos petits creux.

Votre hydratation

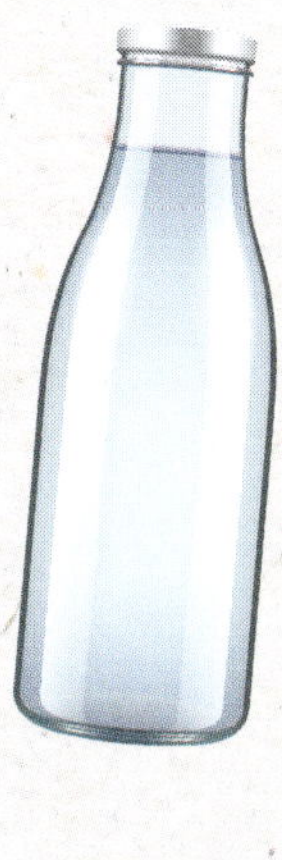

Comme lors de la semaine précédente, il faut que vous suiviez les mêmes conseils (cf. p. 47). Gardez à l'esprit que l'eau doit rester votre boisson de prédilection !

Votre activité physique

Il est très difficile de perdre du poids sans augmenter son niveau d'activité physique. L'activité physique permet d'avoir une meilleure représentation de son corps dans l'espace, de mieux bouger, d'avoir plus d'aisance dans ses mouvements.

En plus de vos exercices de « cardio », détaillés à la première phase, nous vous conseillons d'effectuer également des exercices de renforcement musculaire afin d'augmenter votre masse musculaire. Idéalement :

2 séances de « cardio » + 2 séances de renforcement par semaine.

Il existe de nombreux ouvrages en librairie dédiés aux exercices de renforcement musculaire. Pour les débutants, nous vous recommandons l'ouvrage du coach sportif José Sanchez, *Changez votre silhouette*[5] et pour les personnes ayant un minimum de condition physique, les ouvrages de la collection[6] dirigée par Christophe Carrio : *Mon plan forme et minceur, Sculptez vos abdos, Musculation haute densité*.
Tous ces exercices peuvent être pratiqués chez vous avec un minimum de matériel, mais l'idéal serait de rejoindre un groupe, en adhérant soit à une association, un club de gym ou une salle de musculation. Vous serez suivi, guidé durant votre entraînement, vous apprendrez les bonnes postures, vous éviterez les mauvais mouvements et surtout, vous serez bien plus motivé et c'est cela le plus important.

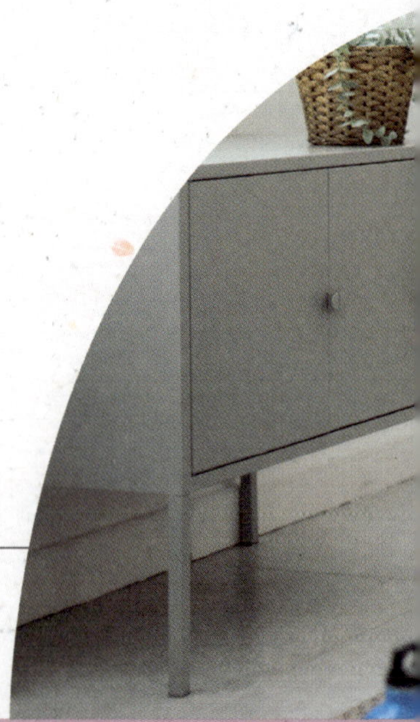

5 Paru aux Éditions Thierry Souccar.
6 Parue aux Éditions Thierry Souccar.

En pratique

7 CONSIGNES À RESPECTER POUR CETTE SEMAINE :

1. Utilisez des haltères, des bracelets lestés ou une bande élastique pour faire ces exercices. Si vous ne possédez pas de matériel vous pouvez utiliser des bouteilles d'eau pleines (ou des gourdes) de 50 cl en guise d'haltère.
2. Lorsque vous faites un exercice, contractez vos muscles lentement, mais fermement. Vous devrez prendre 3 à 5 secondes pour exécuter chaque mouvement sans ressentir de douleurs.
3. Commencez par faire 10 répétitions de chaque exercice.
4. Lorsque vous parvenez à faire 10 répétitions d'un exercice particulier sans difficulté, essayez d'ajouter une autre série de 10 répétitions.
5. Continuez à augmenter le nombre de répétitions jusqu'à un maximum de 3 séries de 10 répétitions pour le même mouvement.
6. Lorsque vous êtes capable de faire 3 séries de 10 répétitions d'un même mouvement, essayez d'augmenter la charge de travail en utilisant un haltère plus lourd ou une bande élastique plus résistante.
7. N'oubliez pas de bien respirer : expirez lorsque vous contractez vos muscles. Inspirez lorsque vous relâchez les muscles.

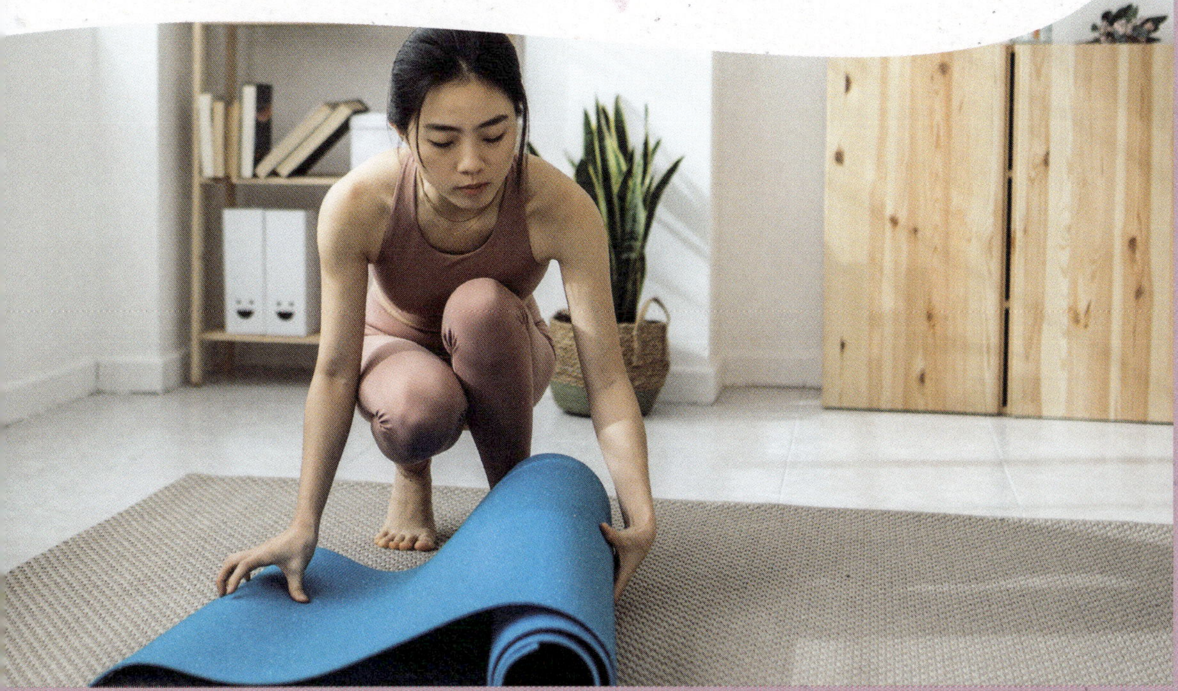

VOTRE LISTE DE COURSES À IG BAS (IG < 55)

Légumes

- artichaut
- asperge (conserve ou fraîche)
- aubergine
- avocat
- betterave crue
- blette
- brocoli
- carotte
- céleri branche ou rave
- champignon (conserve ou frais)
- chicorée
- choux : chou cavalier, chou gras, chou-fleur, chou vert, chou rouge, chou frisé, chou rave, chou de Bruxelles
- cœur de palmier
- concombre
- cornichon
- courge
- courgette
- cresson
- endive
- épinard
- fenouil
- frisée
- pois mange tout
- haricot vert ou haricot beurre
- laitue
- laitue romaine
- macédoine de légumes (conserve)
- mâche
- navet cru
- melon
- patate douce
- pastèque
- pâtisson
- poireau
- poivron
- pousse de bambou
- radis
- roquette
- rutabaga
- salsifis
- scarole
- tomate et tomate cerise (et aussi sauce et coulis ssa)
- topinambour
- flageolets
- haricots blancs et rouges cuits
- lentilles corail, lentilles en conserve non cuisinées, lentilles vertes séchées
- petits pois, pois cassés, pois chiches

Fruits

- abricot frais ou sec
- banane pas trop mûre
- cassis
- cerise
- citron (et jus sans sucre)
- clémentine
- coing
- figue fraîche ou sèche
- fraise
- framboise
- groseille
- kiwi
- mandarine
- mangue
- mûre
- myrtille
- nectarine blanche ou jaune
- noix de coco
- orange
- pamplemousse
- pomélo
- pêche
- poire
- pomme fraîche ou séchée
- pruneau
- prunes (reine-claude, mirabelle...)
- raisin (blanc ou noir)
- rhubarbe
- compotes de fruits sans sucre ajouté

Poissonnerie

- aiglefin
- anchois
- anguille
- bar
- brochet
- calmar
- carpe
- colin
- éperlan
- espadon
- esturgeon et caviar
- flétan
- foie de morue
- hareng
- maquereau (frais ou en conserve)
- merlan (lieu noir)
- mérou
- morue
- mulet
- perche rose
- poulpe
- sardines (fraîches ou conserve)
- saumon (frais, fumé ou en conserve)
- seiche
- sole
- thon (frais ou conserve nature sans huile)
- truite
- turbot
- Araignée de mer
- bigorneau
- conque
- crabe
- tourteau
- crevette
- écrevisse
- homard
- huître
- langouste

- moules
- noix de Saint-Jacques
- ormeau
- palourde
- pétoncles.

Boucherie - viandes - œufs

- agneau (cervelle, cœur, côtes, épaule, foie, gigot, rognons)
- bœuf (cervelle, cœur, côte, faux-filet, foie, langue, longe, pastrami, rognons, tripes, viande des grisons)
- porc (bacon, épaule, foie, jambon de porc sans nitrite, longe, pied, queue, rôti, rognons)
- poulet (aile, cuisse, blanc, gésiers, jambon de poulet sans nitrite)
- dinde (cuisse, blanc, jambon de dinde sans nitrites)
- veau (cervelle, cœur, côte, foie, langue, rognons, escalope, palette, ris)
- autres viandes (canard, chapon, caille, lapin, oie, pintade ou encore cuisses de grenouilles, escargots) et gibiers (chevreuil, faisan, lièvre, sanglier)
- œufs de poule plein air et de caille

Aromates et épices (frais ou en poudre)

- ail
- aneth
- anis
- basilic
- cannelle
- câpres
- cardamome
- cerfeuil
- ciboulette
- clou de girofle
- coriandre
- cumin
- curcuma
- échalote
- estragon
- fenouil
- fenugrec
- gingembre
- laurier
- marjolaine
- menthe et menthe poivrée
- graines de moutarde
- muscade
- oignon et oignon vert, origan
- paprika
- graines de pavot
- persil
- piment de Cayenne
- piment rouge (séché ou conserve)
- poivre blanc ou noir
- romarin
- safran
- sarriette
- sauge
- thym
- extrait de vanille
- vinaigre

Céréales et dérivés

- son de blé
- son d'avoine
- germe de blé
- flocons d'avoine
- muesli ssa
- maïs doux en boîte ssa
- boulgour
- blé en grain
- nouilles chinoises
- pâtes sèches (cuisson *al dente*)
- pâtes sèches aux œufs
- quinoa
- riz brun, sauvage, complet (basmati, thaï, blanc...)
- biscottes de seigle
- pains au levain (céréales complètes, seigle, intégral, son d'avoine)
- pumpernickel (pain de seigle allemand)

Produits laitiers et assimilés

- lait
- boissons végétales ssa (riz, amande, avoine, soja enrichi en calcium)
- yaourts nature (vache, chèvre, brebis)
- fromages blancs et petits-suisses nature
- fromages à faible teneur en matières grasses
- Carré Frais 0 % nature ou ail et fines herbes
- camembert à 5 % de MG
- tofu (soyeux ou ferme)
- dessert végétal au soja nature

Fruits oléagineux et huiles

- amandes
- noisettes
- noix de Grenoble
- graines de courge, de lin ou de tournesol
- purée d'amandes blanches ou complètes, purée de noisettes sans sucre
- huiles d'olive, de colza « pression à froid »

Boissons

- café, décaféiné
- Ricoré
- Perrier, Quézac, Thonon, Évian
- thé et tisanes en sachets

Arômes(trouvés au rayon « aide à la pâtisserie »)

- arômes naturels (vanille, fleur d'oranger, citron, café, etc.) type Vahiné

Sucreries (si besoin)

- chocolat noir 85 % minimum

VOS MENUS DE LA SEMAINE

Petit déjeuner, collation, déjeuner

	LUNDI	MARDI	MERCREDI	JEUDI
PETIT DÉJEUNER	1 petit verre d'eau	1 petit verre d'eau	1 petit verre d'eau	1 petit verre d'eau
	1 verveine	1 rooibos	1 thé vert	1 café noir
	1 banane	1 orange	2 figues sèches	2 kiwis
	Fromage blanc 0 %	Lait de soja	1 yaourt brebis	1 tranche de jambon
	2 tranches pain de seigle - margarine	Muesli type Jordan's	2 tranches pain multicéréales - purée de noisettes	2 tranches pain complet - beurre
COLLATION	**1 compote cassis - rhubarbe*** - 1 café	1 tranche Wasa fibres - 1 thé vert	5 noisettes - 1 café	5 abricots secs - 1 thé vert
DÉJEUNER		1 petit verre d'eau	1 petit verre d'eau	1 petit verre d'eau
	Concombre	Asperges	Macédoine de légumes	Pousses de soja
	Brochette de dinde	Longe de porc	Truite fumée	**Escalope de dinde provençale***
	Poivrons - riz complet	Haricots verts	Quinoa	Riz complet
	1 yaourt soja	Ebly	Salade d'endives	Frisée
	1 orange	1 poire	2 kiwis	Pastèque

En pratique

* Les recettes en gras sont à retrouver en flashant le QR-code ci-contre :

VENDREDI	SAMEDI	DIMANCHE	
1 petit verre d'eau	1 petit verre d'eau	1 petit verre d'eau	PETIT DÉJEUNER
1 tisane au thym	1 thé noir	1 Ricoré	
1 pêche	1 poire	1 grappe de raisin	
Flocons d'avoine à la banane*	1 yaourt soja nature	Lait 1/2 écrémé	
	3 tranches Wasa fibres - margarine	**Muesli maison***	
1 tranche Wasa - 1 café	1 smoothie	5 amandes - 1 café	COLLATION
1 petit verre d'eau	1 petit verre d'eau	1 petit verre d'eau	DÉJEUNER
Tomates	Cœurs de palmier	**Champignons à la grecque***	
Dos de colin	Rôti de bœuf	Cuisse de lapin	
Poêlée forestière - penne	Pommes de terre vapeur	Julienne de légumes	
1 yaourt soja	Scarole	St Nectaire - pain intégral	
1 pomme	1 pêche	1/2 mangue	

** non sucré

IG < 20

IG modéré

VOS MENUS DE LA SEMAINE

Collation, dîner

	LUNDI	MARDI	MERCREDI	JEUDI
COLLATION (SI BESOIN)	1 petit verre d'eau	1 petit verre d'eau	1 petit verre d'eau	1 petit verre d'eau
	1 Ricoré	1 café	1 rooibos	1 tisane au thym
	2 Wasa	1 tranche pain intégral	2 biscuits secs (petit-beurre)	1 yaourt soja
	5 amandes	1 carré chocolat noir	5 noix	1 banane
DÎNER	1 petit verre d'eau	1 petit verre d'eau	1 petit verre d'eau	1 petit verre d'eau
	Radis noir	Carottes râpées	Plateau TV sucré*	Tomates cerise
	Thon au naturel	1 œuf	**Plateau TV sucré***	Viande de grison
	Coquillettes *al dente*	**Purée de lentilles corail***		Macaroni
	Frisée	Scarole		Mâche
	Crème à la vanille éclat d'abricot*	Clémentines		1 poire
	1 décaféiné	1 décaféiné	1 décaféiné	1 décaféiné

En pratique

* Les recettes en gras sont à retrouver en flashant le QR-code ci-contre :

VENDREDI	SAMEDI	DIMANCHE	
1 petit verre d'eau	1 petit verre d'eau	1 petit verre d'eau	**COLLATION (SI BESOIN)**
1 thé vert	1 café	1 verveine	
2 Wasa	1 tranche pain complet	1 biscuit sec	
2 pruneaux	1 compote	1 carré chocolat noir	
1 petit verre d'eau	1 petit verre d'eau	1 petit verre d'eau	**DÎNER**
1 bière	Concombre	**Tarte mézitou - poireau / dés de jambon***	
Bretzels	Galette de sarrasin		
Crabes	Jambon - œuf		
Endives	Frisée	Feuille de chêne	
1 tranche pain complet - comté	Fruits au sirop	Abricots	
1 décaféiné	1 décaféiné	1 décaféiné	

** non sucré

- IG < 20
- IG modéré
- IG élevé

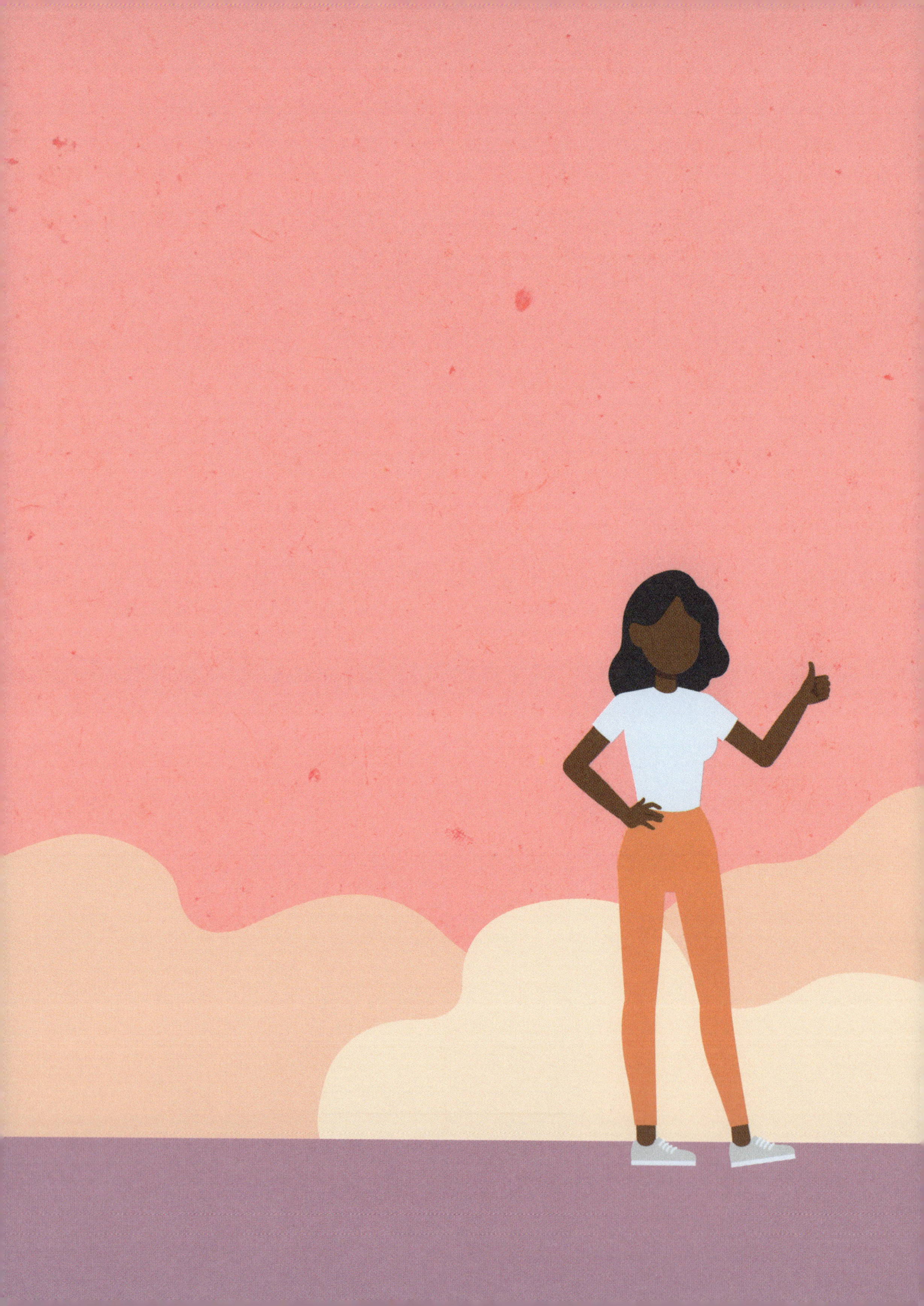

LA PHASE STABILISATION

SEMAINE

4

SEMAINE 4

VOTRE MISSION POUR ATTEINDRE CETTE PHASE

Désormais, une nouvelle étape arrive. Celle de la stabilisation, car chacun sait que cette phase est primordiale après une perte de poids, aussi minime soit-elle. En effet, elle est nécessaire à la bonne intégration et au renforcement de vos nouvelles habitudes alimentaires. Plus « souple » que la phase précédente, elle va vous permettre de renouer avec une autre série d'aliments, les aliments à IG modéré (55-70) que vous pourrez réintroduire en petite quantité 3 ou 4 fois par semaine au maximum.

Rappelez-vous que l'objectif de cette semaine est l'adoption de bonnes habitudes alimentaires à vie puisque votre but est de ne jamais reprendre vos kilos, donc de ne jamais reprendre vos mauvaises habitudes alimentaires. Les aliments à IG modéré peuvent trouver leur place dans votre alimentation, mais pas de façon quotidienne et surtout pas à chacun de vos repas. Plus l'IG d'un aliment se rapproche de 55 et plus la quantité que vous pourrez manger de cet aliment pourra être importante.

Même vigilance vis-à-vis des aliments très riches en glucides comme le riz (IG 60 en moyenne), les pâtes (IG 55 en moyenne), les quiches... En dépit d'un IG modéré, la charge glycémique de ces aliments, elle, peut être très élevée et provoquer finalement des pics de glycémie conséquents. Le melon dont l'IG est de 68, quant à lui, contient peu de glucides. Sa consommation n'élève pas la glycémie dans de fortes proportions.
Dans la liste orange de votre carnet de bord, vous pourrez repérer facilement les aliments dont la teneur en glucides n'est pas trop élevée à l'aide de ce symbole ⬆. Ces aliments ont une charge glycémique basse ou modérée.

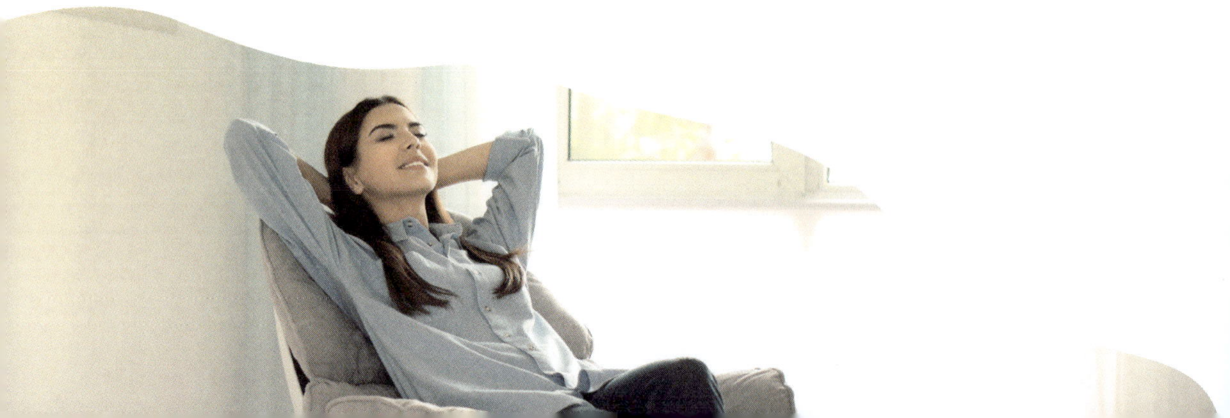

CHECKLIST DE LA SEMAINE

→ Un jour sur deux, c'est-à-dire 3 ou 4 fois par semaine maximum, vous pouvez vous octroyer ce qui vous a le plus manqué durant les deux premières phases. Vous êtes libre de choisir dans la liste orange, les aliments pour lesquels la sensation de manque est telle, qu'elle pourrait entraver la stabilisation de votre poids.

→ Les quantités de ces aliments à IG modéré devront juste suffire à apaiser vos pulsions et vos attirances, mais en aucun cas être excessives.

→ Reprenez exactement la liste de courses de la semaine 3 et essayez de planifier vos menus selon vos envies et peut-être les envies de la famille.

→ Voici quelques suggestions d'aliments à IG modéré pour agrémenter vos repas :

- 1 bol de betteraves cuites en entrée
- 2 pommes de terre cuites à la vapeur avec la peau
- 2 cuillères à soupe de semoule ou taboulé
- 1 croissant ou un pain aux raisins le dimanche matin
- 1 verre de limonade ou de soda (250 ml)
- 1 hachis Parmentier
- 2 crêpes nature maison
- ¼ de quiche maison

SEMAINE 4

VOS REPAS ET VOTRE ACTIVITÉ PHYSIQUE DE LA TROISIÈME PHASE

9 RÈGLES À RESPECTER CETTE SEMAINE

1. **Je ne fais jamais mes courses le ventre vide :** le contenu de votre chariot sera radicalement différent si vous faites vos courses avant de manger ou après. Ainsi, il est toujours préférable de manger, même un en-cas à base de fruits et d'oléagineux, et surtout de faire une liste de courses que vous tenterez de suivre.

2. **Je ne passe pas à table affamé :** si toutefois vous aviez l'estomac dans les talons avant de vous mettre à table, il faut anticiper en mangeant un aliment à IG bas. Ainsi, vous mangerez moins au repas.

3. **Je mâche longuement :** la digestion ne commence pas dans l'estomac, mais bien avant : dans la bouche. Il est donc impératif de bien mâcher, lentement, afin de permettre aux enzymes présentes dans la salive d'effectuer correctement leur travail. Ainsi, la digestion sera améliorée et l'assimilation des nutriments sera facilitée. Vous serez moins « ballonné » après le repas et éviterez aussi les fermentations excessives au niveau intestinal, source d'inconforts au quotidien. Mangez donc si possible dans le calme, en prenant votre temps pour bien mâcher et surtout réaliser ce que vous avez dans votre assiette. De plus, vous percevrez plus facilement les signaux de satiété et vous serez également rassasié plus tôt. Lorsque vous mâchez, des signaux parviennent à votre cerveau pour le prévenir que vous êtes en train de manger et la sensation de faim disparait quasiment instantanément !

4. **J'arrête de manger avant d'être totalement rassasié :** comme déjà évoqué, un des secrets du régime IG bas est de prendre l'habitude de toujours laisser une petite place dans l'estomac à la fin du repas. Il faut donc vous arrêter de manger avant d'être totalement repu. Avec un peu d'entraînement, vous en percevrez rapidement l'intérêt, car vous vous sentirez plus léger après le repas et avec beaucoup plus d'énergie qu'auparavant. Et c'est aussi un très bon moyen pour réduire vos portions.

5 **Je mange que lorsque j'ai réellement faim et, si besoin, je saute un repas :** Toutefois, gardez à l'esprit que « sauter » un repas, celui du midi par exemple, c'est certes réduire vos apports caloriques à un instant t, mais c'est aussi prendre le risque que votre organisme réclame plus tard et vous fasse faire un « craquage » sur tout ce qui se mange et qui est à portée de main. Et vous savez très bien que généralement, les aliments que l'on ingère dans ces moments-là sont très sucrés et/ou très gras afin de « compenser » le manque des heures précédentes. Toutefois, je vous mets à l'aise, il est parfaitement logique de « craquer » et vous ne devez pas culpabiliser si cela vous arrive. La bonne attitude est d'analyser la situation, de s'interroger afin de comprendre pourquoi vous avez craqué. Ainsi, vous serez mieux armé pour ne plus recommencer votre erreur.

6 **Je ne me pèse pas tous les jours :** cela n'est pas utile, car il se peut que d'une journée à l'autre, votre poids ne reste pas stable ou au contraire que les chiffres de la balance soit au-dessus de ceux de la veille – dû à votre masse musculaire qui augmente grâce à 30 minutes d'activité physique journalière ou à cause de la rétention d'eau (ce qui est classique chez les femmes dont les hormones fluctuent, juste avant les règles). Rassurez-vous, si vous choisissez de bons aliments à IG bas et effectuez quasiment tous les jours vos activités physiques, vous ne prendrez pas de poids.

7 **Je prends soin de mes amis :** quand vous invitez votre famille ou vos amis à déjeuner ou dîner chez vous, continuez à suivre les règles d'une alimentation à IG bas. Ils seront enchantés de découvrir qu'ils peuvent manger des aliments sains, sans avoir faim après le repas, tout en ravissant leurs papilles.

8 **Je me méfie des buffets quand je suis à l'extérieur :** faites simplement attention de ne pas manger plus qu'à l'accoutumée. Et surtout méfiez-vous des toasts de pain de mie qui ont un IG élevé et sont bien souvent garnis de mauvaises graisses. Un conseil : mangez un fruit et quelques oléagineux avant d'y aller.

9 **Je m'accorde des repas de réjouissances 1 ou 2 fois dans la semaine :** comme pour la phase de déstockage, vous pouvez faire des repas avec vos amis ou en famille avec des aliments à IG élevé sans entraver la bonne marche de votre régime. Surtout, il est important de ne pas culpabiliser et d'apprécier ce que l'on vous sert. Si vous avez bien choisi vos aliments durant toute la semaine, il n'y a aucune raison pour que les aliments que l'on vous serve aient un impact négatif.

SEMAINE 4

Vos repas

Vos repas et donc votre plan alimentaire seront en tous points identiques à la phase de déstockage (semaine 3), à la seule différence que vous pourrez réintroduire 1 jour sur 2 des aliments à IG modéré. En somme, ce principe s'applique toujours :

- **Un petit déjeuner, seulement si vous avez réellement faim.**
- **Un déjeuner quasiment identique en quantité.**
- **Un dîner plus léger.**
- **Et toujours selon vos besoins, des collations « IG bas ».**

Votre activité sportive

Cette phase de stabilisation est en parfaite continuité avec votre phase de déstockage et vous permet de bien intégrer dans votre esprit vos nouveaux comportements à reproduire pour la vie. De ce côté-là, vous devrez tenter de continuer à faire :

- **30 minutes de « cardio » par jour (marche, vélo, piscine, etc.).**
- **15 minutes minimum de renforcement musculaire par jour.**

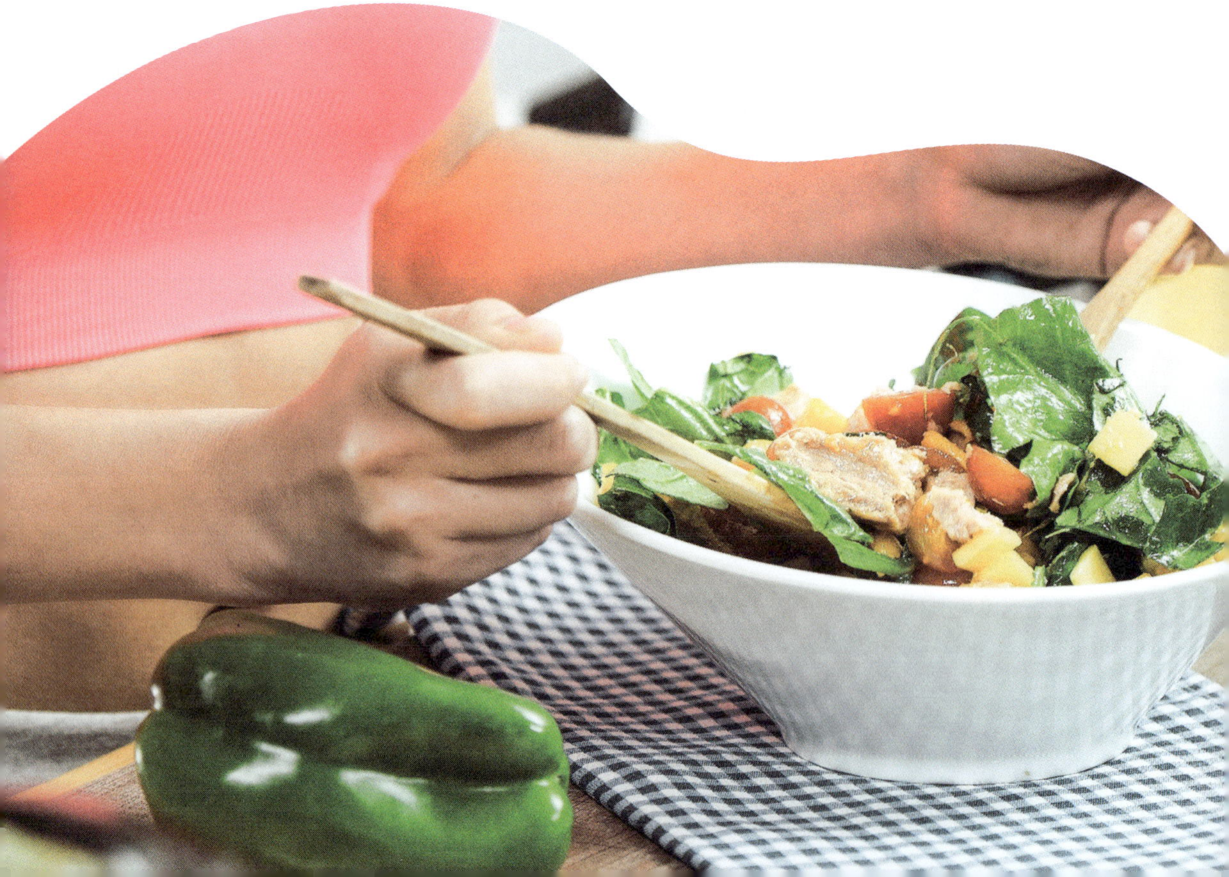

Pour vous aider, gardez un œil sur cette pyramide alimentaire

Pour faciliter la représentation de ce que l'on doit manger et dans quelles proportions, on utilise une pyramide alimentaire. C'est en fait la représentation des proportions idéales des différentes classes d'aliments pour arriver à une alimentation équilibrée.
Sa lecture est assez simple : à la base, on trouve les aliments qui doivent représenter la plus grande part de notre alimentation. Plus on se rapproche du sommet, moins il est nécessaire de consommer les aliments représentés.

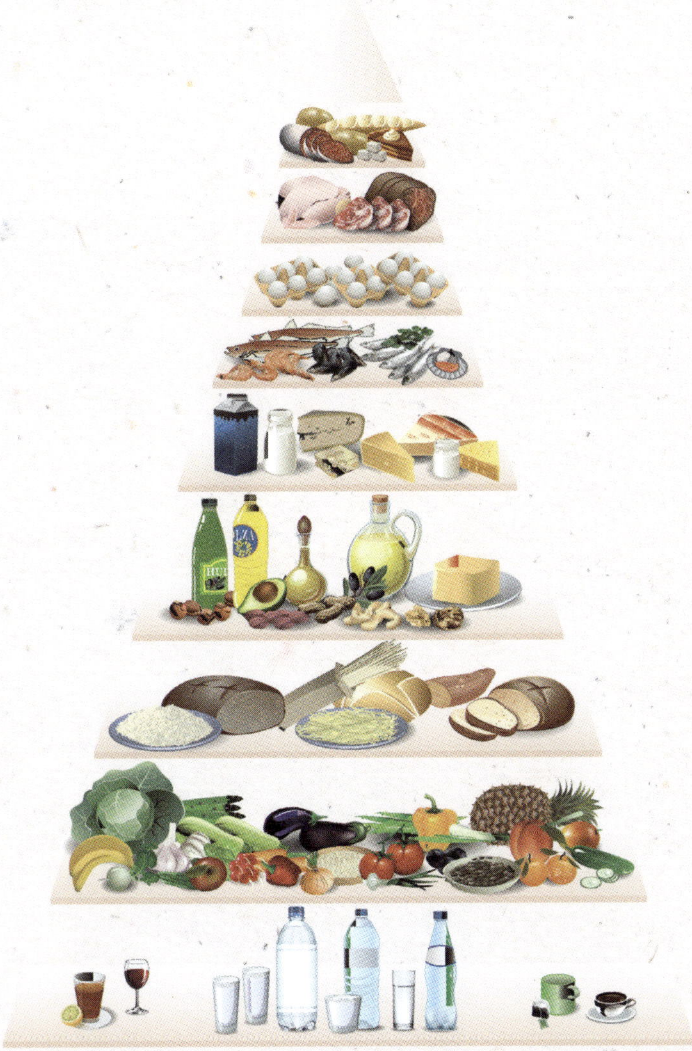

VOTRE LISTE DE COURSES À IG MODÉRÉ (55 < IG < 70)

Légumes (frais ou surgelés)

- artichaut
- asperge (conserve ou fraîche)
- aubergine
- avocat
- betterave crue et cuite sous vide
- blette
- brocoli
- carotte
- céleri branche ou rave
- champignon (conserve ou frais)
- chicorée
- choux : chou cavalier, chou gras, chou-fleur, chou vert, chou rouge, chou frisé, chou rave, chou de Bruxelles
- cœur de palmier
- concombre
- cornichon
- courge
- courgette
- cresson
- endive
- épinard
- fenouil
- frisée
- pois mange tout
- haricot vert ou haricot beurre
- laitue, laitue romaine
- macédoine de légumes (conserve)
- mâche
- navet
- patate douce
- pâtisson
- poireau
- poivron
- potiron
- pousse de bambou
- radis
- roquette
- rutabaga
- salsifis
- scarole
- tomate et tomate cerise (+ sauce et coulis sans sucre ajouté)
- topinambour

Légumes secs

- flageolets
- haricots blancs et rouges cuits
- lentilles corail, lentilles en conserve non cuisinées, lentilles vertes séchées
- petits pois
- pois cassés
- pois chiches.

Fruits

- abricot frais ou sec
- ananas
- banane pas trop mûre
- cassis
- cerise
- citron (et jus de citron sans sucre)
- clémentine
- coing
- figue fraîche ou sèche
- fraise
- framboise
- groseille
- kiwi
- mandarine
- mangue
- melon
- mûre
- myrtille
- nectarine blanc ou jaune
- noix de coco
- orange
- pamplemousse
- papaye
- pastèque
- pomélo
- pêche
- poire
- pomme fraîche ou séchée
- pruneau
- prunes (reine-claude, mirabelle...)
- raisin (blanc ou noir)
- raisins secs
- rhubarbe
- Compotes de fruits sans sucre ajouté

Poissonnerie

- aiglefin
- anchois
- anguille
- bar
- brochet
- calmar
- carpe
- colin
- éperlan
- espadon
- esturgeon et caviar
- flétan
- foie de morue
- hareng
- maquereau (frais ou en conserve)
- merlan (lieu noir)
- mérou

- morue
- mulet
- perche rose
- poulpe
- sardines (fraîches ou conserve)
- saumon (frais, fumé ou en conserve)
- seiche
- sole
- thon (frais ou conserve nature sans huile)
- truite
- turbot

Crustacés

- araignée de mer
- bigorneau
- conque
- crabe
- tourteau
- crevette
- écrevisse
- homard
- huître
- langouste
- moules
- noix de Saint-Jacques
- ormeau
- palourde
- pétoncles

Boucherie - viandes - œufs

- agneau (cervelle, cœur, côtes, épaule, foie, gigot, rognons)
- bœuf (cervelle, cœur, côte, faux-filet, foie, langue, longe, pastrami, rognons, tripes, viande des grisons)
- porc (bacon, épaule, foie, jambon de porc sans nitrite, longe, pied, queue, rôti, rognons)
- poulet (aile, cuisse, blanc, gésiers, jambon de poulet sans nitrite)
- dinde (cuisse, blanc, jambon de dinde sans nitrites)
- veau (cervelle, cœur, côte, foie, langue, rognons, escalope, palette, ris)
- autres viandes (canard, chapon, caille, lapin, oie, pintade ou encore cuisses de grenouilles, escargots) et gibiers (chevreuil, faisan, lièvre, sanglier)
- œufs de poule plein air et de caille

Aromates et épices (frais ou en poudre)

- ail
- aneth
- anis
- basilic
- cannelle
- câpres
- cardamome
- cerfeuil
- ciboulette
- clou de girofle
- coriandre
- cumin
- curcuma
- échalote
- estragon
- fenouil
- fenugrec
- gingembre
- laurier
- marjolaine
- menthe et menthe poivrée
- graines de moutarde
- muscade
- oignon et oignon vert
- origan
- paprika
- graines de pavot
- persil
- piment de Cayenne
- piment rouge (séché ou conserve)
- poivre blanc ou noir
- romarin
- safran
- sarriette
- sauge
- thym
- extrait de vanille
- vinaigre

Céréales et dérivés

- son de blé
- son d'avoine
- germe de blé
- flocons d'avoine
- muesli sans sucre ajouté
- All-bran fibre plus
- farine de blé complète (type 150) ou semi-complète (type 80)
- Maïs doux en boîte sans sucre ajouté
- Boulgour (gros, spécial taboulé)
- blé en grain
- nouilles chinoises
- pâtes sèches (cuisson *al dente*)
- pâtes sèches aux œufs
- pâtes à tartes pur beurre prête à cuire
- quinoa
- riz brun
- riz sauvage
- riz complet (basmati, thaï, blanc...)
- biscottes de seigle
- pains au levain (aux céréales complètes, de seigle, intégral, au son d'avoine)
- pumpernickel (pain de seigle allemand)

Produits laitiers et assimilés

- lait
- boissons végétales ssa (riz, amande, avoine, soja enrichi en calcium)
- yaourts (vache, chèvre, brebis) nature
- fromages blancs et petits-suisses nature

(Produits laitiers et assimilés)

- fromages faibles en MG
- Carré Frais 0 % nature ou ail et fines herbes
- camembert à 5 % de MG
- tofu (soyeux ou ferme)
- dessert végétal au soja nature

Fruits oléagineux et huiles

- amandes
- noisettes
- noix de Grenoble
- graines de courge, de lin ou de tournesol
- purée d'amandes blanches ou complètes
- purée de noisettes sans sucre ajouté
- Huiles d'olive, de colza « pression à froid »

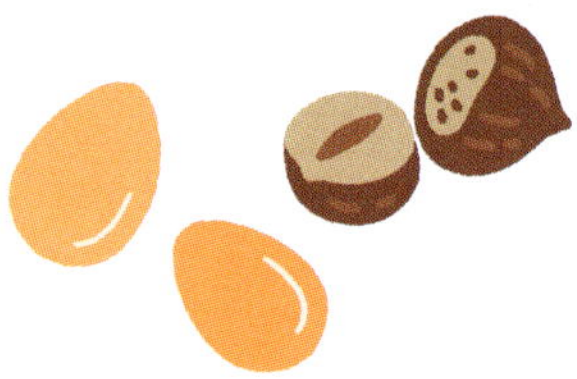

Boissons

- café, décaféiné
- Ricoré
- Perrier
- Quézac, Thonon, Évian
- thé et tisanes

Arômes (trouvés au rayon « aide à la pâtisserie »)

- arômes naturels (vanille, fleur d'oranger, citron, café, etc.) - type Vahiné

Sucreries (si besoin)

- chocolat noir 85 % minimum

Pour le plaisir

- un petit pain au lait, un croissant ou un pain au chocolat (acheté à l'unité à la boulangerie et pas en sachet de dix en grandes surfaces)

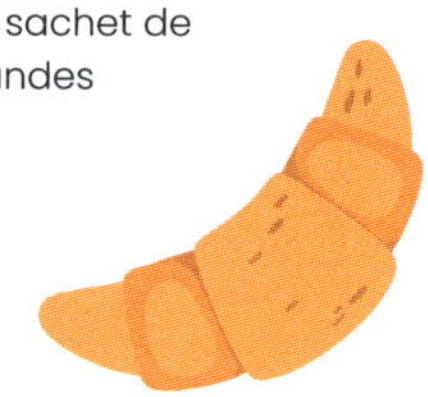

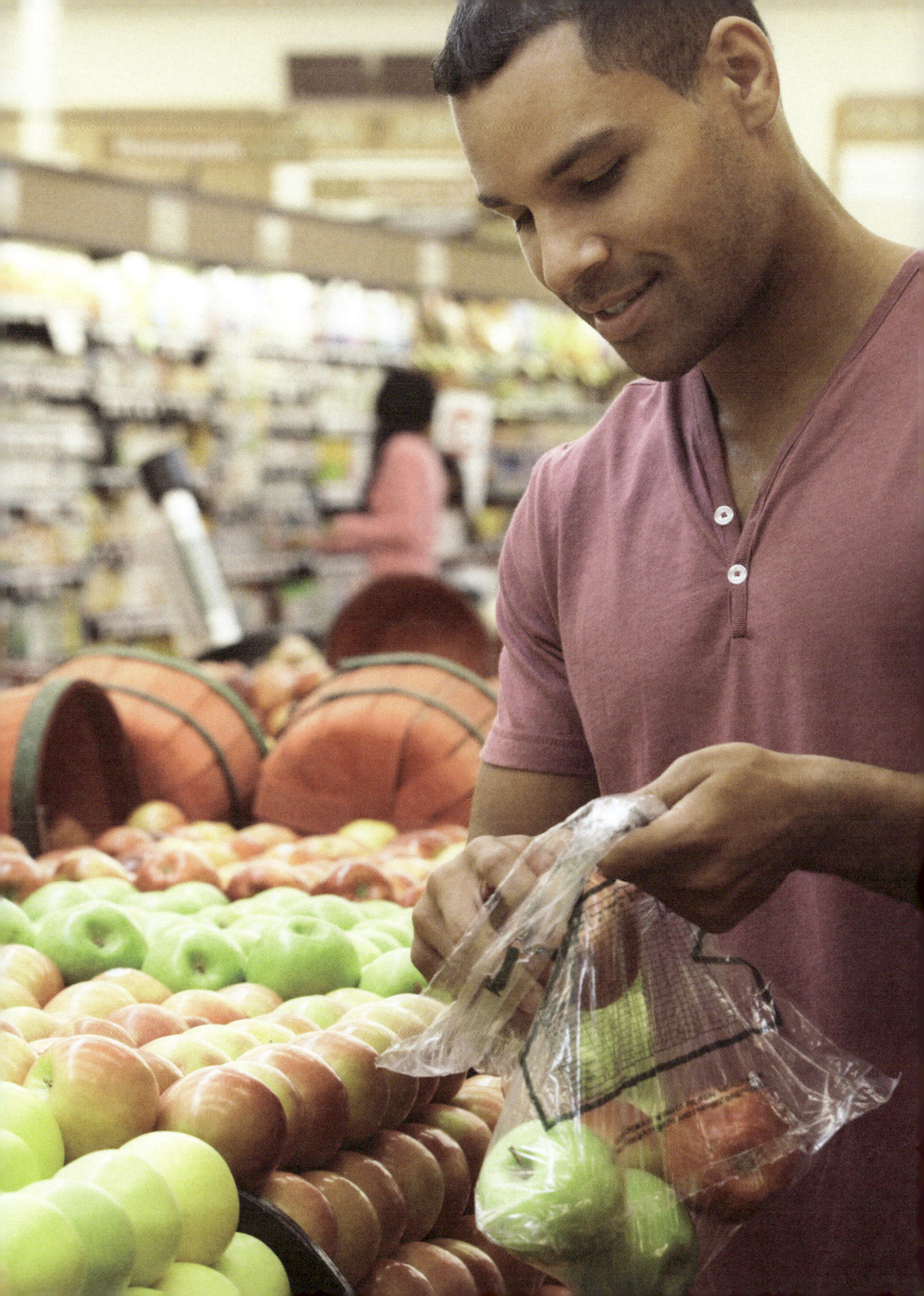

VOS MENUS DE LA SEMAINE

Petit déjeuner, collation, déjeuner

		LUNDI	MARDI	MERCREDI	JEUDI
PETIT DÉJEUNER		1 petit verre d'eau	1 petit verre d'eau	1 petit verre d'eau	1 petit verre d'eau
		Café non sucré	Thé non sucré	Tisane fruits rouges	Rooibos
		1 pêche	1 poire	1/4 melon	1 banane
		1 yaourt nature	1 tranche blanc dinde	Lait de soja	1 yaourt brebis
		Flocons d'avoine type Quaker Oat	2 tranches pain multicéréales - purée de noisettes	Muesli type Jordan's	2 tranches pain de son - purée de sésame
COLLATION		5 amandes - 1 café	5 abricots secs - 1 thé vert	1 tranche Wasa - 1 café	5 noisettes - 1 café
DÉJEUNER		1 petit verre d'eau	1 petit verre d'eau	1 petit verre d'eau	1 petit verre d'eau
		Betteraves cuites	Tomates cerise	Concombre	Radis
		Sauté de bœuf	**Blanc de poulet aux 3 C***	Côte de porc	Paupiette de veau
		Carottes cuites		Patate douce	Ratatouille
		1 tranche pain seigle - Brie	Ebly	1 carré frais	1 tranche pain complet
		1 banane	Pastèque	3 prunes	2 abricots

En pratique

* Les recettes en gras sont à retrouver en flashant le QR-code ci-contre :

VENDREDI	SAMEDI	DIMANCHE	
1 petit verre d'eau	1 petit verre d'eau	1 petit verre d'eau	PETIT DÉJEUNER
Thé vert à la menthe	Café non sucré	Thé noir	
3 abricots	2 kiwis	1 orange	
1 tranche de jambon	1 œuf sur le plat	1 fromage blanc	
2 tranches pain complet - beurre	2 tranches pain seigle + margarine	1 croissant	
2 tranches Wasa fibres - 1 thé vert	1 compote - 1 café	1 smoothie	COLLATION
1 petit verre d'eau	1 petit verre d'eau	1 petit verre d'eau	DÉJEUNER
Chou-fleur vinaigrette	Brasserie : plat principal - légumes - carpaccio de fruits	Tomates cerise	
Steak de thon		**Papillote maquereau - fondue de poireaux***	
Aubergines vapeur			
Nouilles chinoises		Scarole	
2 kiwis		1 pomme	

** non sucré

IG < 55

IG modéré (à réintroduire selon l'activité physique)

IG élevé

VOS MENUS DE LA SEMAINE

Collation, dîner

	LUNDI	MARDI	MERCREDI	JEUDI
COLLATION (SI BESOIN)	1 petit verre d'eau	1 petit verre d'eau	1 petit verre d'eau	1 petit verre d'eau
	1 thé noir	1 décaféiné	1 rooibos	1 tisane menthe réglisse
	2 Wasa - 2 pruneaux	1 petit-beurre - 3 amandes	1 pain aux raisins	1 yaourt soja - 2 abricots secs
DÎNER	1 petit verre d'eau	1 petit verre d'eau	1 petit verre d'eau	1 petit verre d'eau
	Marmite de légumes « soirée d'hiver »*	Radis	**Gaspacho sans pain***	Choux-fleur et brocolis vapeur - penne *al dente*
		Aubergines farcies lentilles - quinoa*	Lentilles blondes	
	Salade d'endives et dés de jambon		Riz sauvage	
		Laitue	Laitue	Feuille de chêne
	Prunes	1 pêche	Clémentines	1 poire
	1 décaféiné	1 décaféiné	1 décaféiné	1 décaféiné

En pratique

* Les recettes en gras sont à retrouver en flashant le QR-code ci-contre :

VENDREDI	SAMEDI	DIMANCHE	
1 petit verre d'eau	1 petit verre d'eau	1 petit verre d'eau	COLLATION (SI BESOIN)
1 thé vert	1 café	1 verveine	
1 Wasa - 1 poire	1 tranche pain complet - 1 compote	1 tranche pain intégral - 1 carré chocolat noir	
1 petit verre d'eau	1 petit verre d'eau	1 petit verre d'eau	DÎNER
Carottes - navets à la marocaine*	**Verrines de sardines***	Salade de roquette - fonds d'artichauts - haricots rouges - Ebly	
Couscous maison	**Brochettes de volaille marinée***		
	Poivrons		
	Frisée		
1 orange	Moelleux au chocolat	1 bol de cerises	
1 décaféiné	1 décaféiné	1 décaféiné	

** non sucré

- IG < 55
- IG modéré (à réintroduire selon l'activité physique)
- IG élevé

MATÉRIEL ET CUISSON

Afin de vous préparer des repas sains et gourmands, il est important que vous puissiez cuisiner le plus possible. Cela permet de conserver votre motivation et de prendre de bonnes habitudes.

Côté matériel, nous vous recommandons quelques ustensiles de base. Pas besoin de dévaliser les boutiques !

- De bonnes poêles antiadhésives en parfait état, c'est-à-dire non rayées, et des casseroles en inox 18/10 ou à fonds épais.
- De bons couteaux (faites-vous les offrir !).
- Un robot qui râpe les légumes.
- Un mini-hachoir (bien pratique pour les petites quantités).
- Une cocotte-minute peut être utile si vous êtes pressé ou un cuit-vapeur à étage est à favoriser quand vous avez le temps.
- Deux ou trois plaques de cuisson.
- Un four de bonne facture.

Vous voilà fin prêt pour réaliser de savoureuses recettes à IG bas ou modéré !

Côté cuisson, essayez toujours de privilégier les températures modérées : à la vapeur ou à l'étouffée avec un filet d'huile d'olive. La cuisson à l'eau entraîne des pertes vitaminiques et minérales importantes (micronutriments qui se retrouvent ensuite dans l'eau de cuisson).

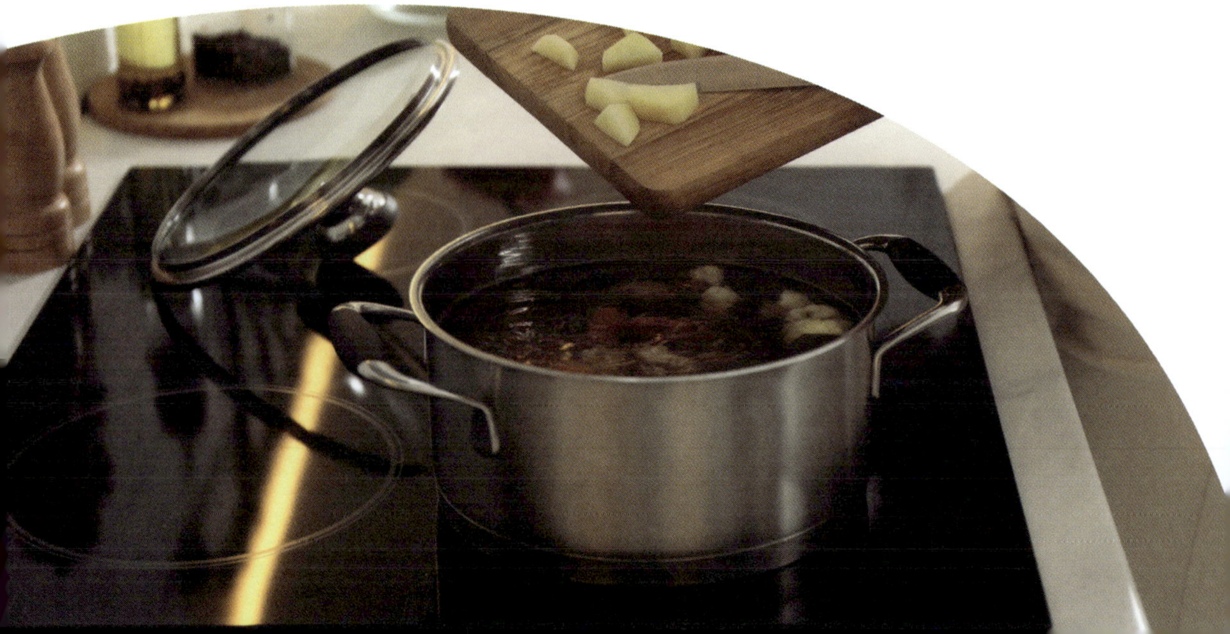

Pour préserver au maximum les vitamines sensibles à la chaleur (en particulier C et B), ainsi que les vitamines et les minéraux solubles dans l'eau, pensez à utiliser autant que possible des aliments frais et à les consommer rapidement, en les cuisant à la vapeur a minima. En cas de trempage ou de cuisson obligatoire dans l'eau (légumineuses, produits céréaliers), faites-les cuire *al dente*, y compris dans vos soupes. Et quand cela est possible, récupérez l'eau de cuisson pour bénéficier des précieux oligoéléments.

Prenez également l'habitude de diminuer les temps de cuisson pour permettre de ne pas trop élever l'IG des aliments que vous cuisinez.

Enfin, voici un petit tableau récapitulatif pour vous aider à contrer vos mauvaises habitudes culinaires, grâce à des alternatives simples :

J'UTILISE D'HABITUDE :	JE REMPLACE PAR :
La crème fraîche dans les desserts	• Des purées d'oléagineux (purée d'amandes, purée de noisettes, etc.).
La crème fraîche dans les gratins	• De la préparation crémeuse végétale soja cuisine.
La pomme de terre dans les gratins	• De la patate douce* et des légumes.
La pomme de terre pour épaissir	• Du riz complet ou basmati, des lentilles blondes ou corail, des flocons d'avoine.
Le lait de vache dans les préparations salées	• Des boissons végétales : soja, quinoa...
Le lait de vache dans les préparations sucrées	• Des boissons végétales ssa : amandes, noisettes, riz, avoine, châtaigne.
Le sucre blanc (betterave ou canne)	• Des fruits frais mûrs, des fruits séchés (pruneau, abricot, figue...).
Une sauce (type béchamel) à base de farine, de beurre et de lait.	• Des restes de légumes (courgettes, champignons, avocats) mixés avec un peu d'eau et des aromates. • Du tofu nature ou du tofu soyeux à mixer avec des légumes cuits. • De la préparation crémeuse végétale soja cuisine.

* La patate douce cultivée aux Antilles n'appartient pas à la même famille que la pomme de terre, même si elle se cuisine de la même façon. En effet, son IG lui permet d'être facilement utilisée dans les gratins ou les hachis en remplaçant par exemple la sempiternelle pomme de terre par « moitié patate douce, moitié chou-fleur ».

LES SITUATIONS PARTICULIÈRES

Je prends mon petit déjeuner à l'hôtel

Selon les établissements, le pire que vous puissiez voir est : du pain blanc ou des viennoiseries servies avec de la confiture bien sucrée et une machine automatique qui délivre du café ou du thé déjà sucré. Si tel est le cas, tentez de demander des aliments de remplacement : œufs ou jambon, fruits ou yaourt nature. Il est parfois possible de trouver à l'extérieur de l'hôtel un café plus accueillant ou une épicerie de quartier où acheter le nécessaire pour prendre votre « petit déjeuner ». Sinon, si vous allez régulièrement dans le même hôtel, le mieux sera toujours et encore de prévenir cette situation en emportant dans votre valise des fruits secs, des oléagineux et des tartines de seigle, et si vous pouvez des fruits qui ne s'écrasent pas (pommes...). Mais tous les hôtels n'offrent pas de piètres petits déjeuners. Vous pouvez en effet trouver des buffets avec un large choix de fruits frais et secs, de pains complets au levain ou de flocons d'avoine, des œufs sous toutes leurs formes et accommodés de diverses façons, une grande variété de thés et tisanes.

Je déjeune à la cantine d'entreprise

Si vous avez un restaurant d'entreprise, et que les repas vous semblent ne pas « baigner » dans des sauces en tout genre, vous pouvez continuer à suivre le régime IG bas. Sur votre plateau, il faudra vous rapprocher le plus possible de ce que vous auriez pu faire à la maison :

1. Prenez toujours une entrée de crudités, sans sauce si possible ou alors avec de l'huile d'olive si vous en avez à disposition. Par contre : pas de pomme de terre, pas de taboulé, pas de salade de riz, pas de croutons secs.
2. Il faudra choisir en priorité du poisson, en demandant la sauce à part (si possible) ou tout du moins sans ajout de sauce. Vous pourrez prendre de la viande si le poisson ne vous convient pas, mais pas plus de 3 fois par semaine. Côté accompagnement, là encore, priorité absolue aux légumes, avec 1 cuillère de pâtes (ou blé ou quinoa), mais sans pomme de terre, ni riz blanc. Si des carottes cuites sont à disposition, n'hésitez pas, car l'IG de la carotte cuite est de 47, donc parfaitement adapté.
3. Après le plat de résistance, prenez un peu de salade sans sauce dans un bol, si possible !

4. En dessert, si vous mangez 5 jours sur 7 à la cantine, il faudra toujours préférer les fruits entiers, puisque les salades de fruits et les compotes sont agrémentées de sucre (la plupart du temps). Et 1 à 2 fois par semaine maximum, vous pourrez manger un morceau de fromage. Tout autre dessert n'est absolument pas conseillé en semaine 3 : riz ou semoule au lait, pâtisseries, tartes, génoises, etc. Cela sera possible 1 fois par semaine, en semaine 4.
5. Ne mangez pas de pain, même les pseudos petits pains complets, car bien que préparés avec de la farine de type 110, ils sont rarement au levain.
6. Vous pouvez terminer par un café sans sucre.

Je déjeune au restaurant

Si c'est une habitude tous les jours de la semaine, il vous faudra oublier les sandwicheries qui ne proposent malheureusement que des préparations à IG très élevé et des salades insipides ou arrosées de sauce crudités mêlant crème fraîche, amidon transformé et sucre... Sans parler des desserts type brownies ou tartes... Qui a dit que la malbouffe était uniquement dans les fast-food ? Il vous faudra également oublier tous les établissements qui vendent des pâtes très cuites. En effet, la charge glycémique des pâtes ou du riz peut rapidement atteindre en un repas ce que vous devriez consommer tout au long de la journée. Idem pour les pizzas qui ont des IG moyens, voire élevés, qui apportent beaucoup de glucides, de sel et parfois de graisses saturées quand elles sont bien garnies de fromage.

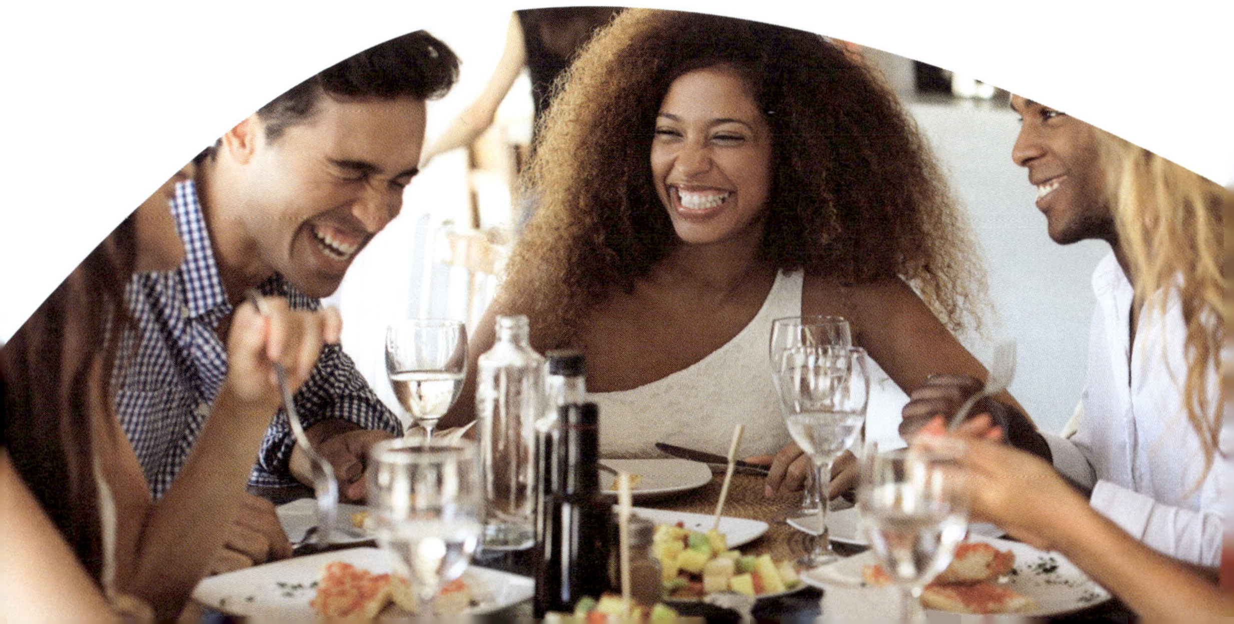

Si vous avez le choix, allez déjeuner dans une brasserie où vous éviterez soigneusement de prendre la formule entrée, plat, pain-fromage et dessert. Si toutefois en entrée vous avez la chance de pouvoir avoir des tomates vinaigrette ou tout autre légume sans crème fraîche, n'hésitez pas. Mais la plupart du temps, cantonnez-vous à un plat principal, en choisissant du poisson en priorité, avec une sauce à part et en demandant bien évidemment des légumes sans pommes de terre ni frites. Rien ne vous empêche par ailleurs de demander un petit bol de salade supplémentaire sans sauce si vous pensez que le plat ne sera pas suffisant. Comme à la cantine, pas de pain puisque l'IG est très élevé et pas de dessert, à moins que le restaurateur puisse vous proposer un quart d'ananas frais par exemple sans sucre ajouté ou une salade de fraises toujours sans sucre ajouté. Pour terminer, vous pouvez prendre un café sans sucre, en vous autorisant une fois de temps en temps le carré de chocolat à 85 % minimum. Dans l'après-midi, après un tel repas, n'hésitez pas à faire une collation « IG bas » dès que la faim se fait sentir.

Je prépare ma « lunchbox » pour déjeuner

Manger sur son lieu de travail peut s'avérer être une chance quand on désire perdre du poids puisqu'on peut gérer de A à Z le contenu de son assiette. Seul hic : la préparation la veille. Le plus simple sera de manger la même chose que la veille, en prenant soin bien sûr d'en préparer suffisamment. Voici quelques suggestions :

- Légumes crus, œufs de caille cuits, champignons crus, 5-6 carrés de feta ou 5-6 billes de mozzarella.
- Une quiche complète sans pâte à base de légumes de saison (courgettes, aubergines en été, poireaux, épinards en hiver), de dés de jambon sans nitrites, d'œufs, d'oignons, d'échalotes et de persil.
- Côté viande et poisson, si vous ne pouvez pas réchauffer votre plat, pensez aux boîtes de sardines à l'huile d'olive et au maquereau au naturel. Sinon toutes les viandes blanches peuvent se consommer facilement froides, et tous les poissons n'ont pas besoin d'être réchauffés pour être consommés dans des salades mixtes (choisissez des filets de poisson).
- Dans vos salades, mettez toujours un peu de légumes secs si vous ne comptez manger ni viande, ni poisson : haricots rouges, lentilles vertes, petits pois et pois chiches froids ou chauds, agrémentés d'une cuillère à soupe de blé en grains, de pâtes cuites *al dente* ou de quinoa.

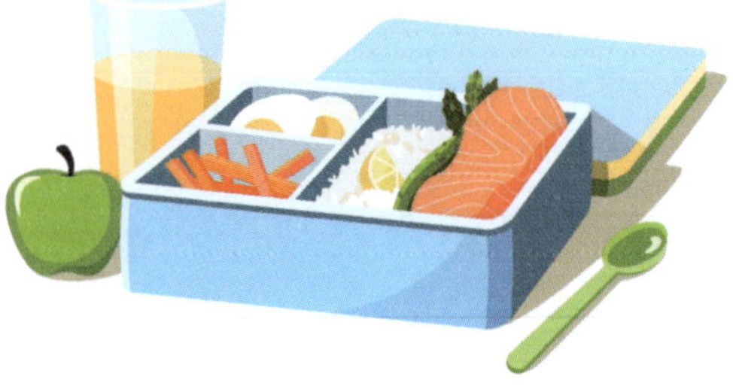

- N'hésitez pas à ajouter quelques graines de lin, quelques noix et toujours aromates et épices pour relever et changer vos plats.

- Pour le dessert, les fruits entiers seront toujours et encore de mise, mélangés ou non à un yaourt ou un dessert végétal nature ou agrémenté d'un arôme naturel de votre choix.
- Vous pourrez vous octroyer un morceau de fromage (30 g maximum) 2 fois par semaine si vous n'avez pas déjà mis mozzarella, feta ou gruyère râpé dans votre menu de la journée.
- Vous pouvez terminer par un thé ou un café sans sucre.

Je dîne au restaurant

Vous pouvez vous accorder un repas « différent » par semaine que l'on nommera « repas de réjouissances ». N'ayez crainte, il n'entachera en rien votre régime. Toutefois, si jamais vous aviez à manger 2 ou 3 fois dans la même semaine à l'extérieur, veillez à respecter ces quelques règles :

- Ne mangez pas de biscuits apéritifs ni de pain.
- Prenez un verre d'apéritif et un verre de vin maxi pendant le repas.
- Choisissez la même formule que les autres convives : entrée, plat ou plat, dessert ou entrée, plat et dessert pour ne pas vous sentir à l'écart.
- Choisissez en priorité les salades en entrée plutôt que la charcuterie.
- Choisissez du poisson plutôt que de la viande et la sauce à part.
- Demandez des légumes en garniture.
- Choisissez un fromage blanc ou une assiette de fromage plutôt qu'un dessert sucré.

Je suis invité à dîner chez des amis

Tout comme au restaurant, tout dépend du nombre de fois où vous êtes invité. Si c'est 1 fois par semaine, n'hésitez pas à vous faire plaisir avec des aliments que vous ne consommez plus. Mangez ce que l'on vous sert, laissez le pain sur la table, ne vous resservez pas et ayez tout de même la main légère sur l'alcool. Si vous êtes invité 2 ou 3 fois, pour ne pas arriver l'estomac dans les talons, mangez une petite pomme avant de partir et :

- Prenez le temps de manger, mâchez bien. Prenez votre temps pour boire votre verre de vin, sinon vous risquez de vous faire servir de nouveau. Surtout, prenez un grand verre d'eau chez vous avant de partir.
- Allez aider au maximum dans la cuisine, pour éviter de rester à table à ne rien faire.
- Discutez ! Pendant que vous parlez, plaisantez, échangez avec vos amis, vous ne mangez pas !
- Limitez au maximum les toasts et les gâteaux apéritifs, le repas sera bien suffisant.
- Servez-vous en priorité des légumes (la plus grosse part de l'assiette) et ensuite de la viande.

- Quand vous vous servez, prenez de tout, mais en quantité modérée et étalez bien les aliments dans votre assiette.
- Pour le fromage, la portion est l'équivalent d'un huitième de camembert. Évitez de choisir un fromage à tartiner, pour ne pas prendre de pain.
- Prenez une grosse part de salade pour remplir votre assiette.

Le week-end, c'est plateau TV

- Évitez quiches et pizzas (surgelées ou fraîches) ou encore les plats préparés industriels.
- Évitez aussi saucisson, chorizo, pâté ou rillettes, même s'ils se situent dans la liste verte en raison de leur IG très bas. Ces aliments ne doivent être au menu qu'une seule fois par semaine.
- Côté alcool, préférez 1 verre de champagne ou 1 verre de vin rouge et limitez au maximum les autres alcools dits « forts » ou ceux qui se boivent avec des jus de fruits ou du soda.
- Choisissez des légumes consommables sans couverts (radis, tomates cerises, concombres en morceaux, champignons crus, poivrons crus en lamelle, etc.).
- Préparez si vous le souhaitez une petite sauce à crudités en mélangeant un yaourt nature à un Carré Frais 0 % et ajoutez épices et aromates.
- Mettez à disposition de fines tranches de jambon blanc sans nitrites à teneur réduite en sel ou une boîte de sardines à l'huile d'olive, avec de fines tranches de pain au levain (complet, intégral, pain de seigle, pain multicéréales, pain semi-complet au levain ou des tranches de biscottes de seigle).
- Préparez une tartinade à base de tomates, d'herbes, d'épices et huile d'olive.
- Disposez dans de petits verres, des fruits secs et des oléagineux non salés.
- Misez sur les fruits en dessert : en salades, en brochettes ou en morceaux à tremper dans un yaourt ou un dessert végétal nature aromatisé avec des arômes naturels (avec 1 carré de chocolat noir à 85 %).

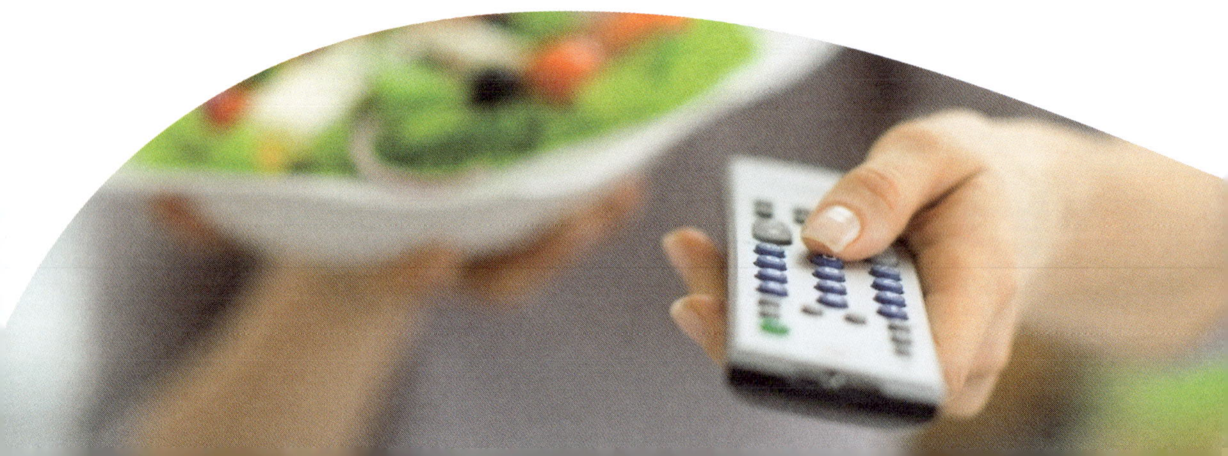

Quelques idées de plateau

PLATEAU SUCRÉ À IG BAS	PLATEAU SALÉ À IG BAS	PLATEAU VÉGÉTARIEN À IG BAS
Verrine de billes de melon & feuilles de menthe Crêpes (farine de quinoa) à la compote pommes-myrtilles Salade de fruits frais & noix de cajou au coulis de framboise	Roquette & saumon frais à l'aneth Blanc de poulet revenu dans l'huile d'olive et curcuma (à piquer) ½ chèvre chaud sur toast de pain de seigle grillé	Asperges vertes à la crème de soja & basilic Petites tomates farcies au riz complet/lentilles corail Quartiers de poires & copeaux de chocolat noir 85 %

J'ai tendance à être constipé

Le régime IG bas, de par sa richesse en fibres et en eau doit normaliser votre transit intestinal. Toutefois, il peut arriver qu'il reste paresseux. Il faudra alors suivre certaines règles :

- Augmentez progressivement votre ration de fibres quotidienne. Pour cela, consommez chaque jour 2 ou 3 fruits frais ou secs, en privilégiant ceux riches en pectines (pomme, poire, pêche, baies rouges).
- Basez votre alimentation sur les légumes crus ou cuits et augmentez légèrement la portion de légumineuses (lentilles vertes, corail, pois chiches, pois cassés, haricots rouges ou blancs, fèves).
- Ajoutez dès le petit déjeuner du son de blé (fibres insolubles) et du son d'avoine (fibres solubles) dans votre yaourt.
- Consommez quotidiennement 2 ou 3 pruneaux.
- Ajoutez des noix et des graines broyées (lin par exemple) entières, écrasées ou broyées aux salades et crudités, aux compotes ou encore à vos mueslis.
- Buvez 6 à 8 verres d'eau entre les repas. Les eaux riches en magnésium sont à privilégier en alternance avec des eaux de source.
- Prenez à chaque repas une boisson chaude (décaféiné/thé non sucré, rooibos, tisanes).
- Augmentez votre activité physique quotidienne avec marche ou vélo pendant 30 minutes.
- Faites des cures régulières de prébiotiques et de souches microbiotiques en demandant conseil à votre médecin ou votre pharmacien.

BILAN

Félicitations ! Vous êtes arrivé à la fin de votre programme. Vous avez connu des hauts et des bas, des frustrations peut-être et des plaisirs le plus souvent. Je vous dis bravo pour tout le parcours accompli.

Désormais vous allez pouvoir profiter d'une nouvelle habitude : manger sainement tout en contrôlant votre poids et plus généralement votre santé ! Votre corps vous remercie !

Pour aller plus loin, si vous voulez parfaire vos habitudes alimentaires et savoir pourquoi tel ou tel aliment est meilleur pour votre poids et surtout maintenant pour votre santé, nous vous recommandons la lecture du cahier *J'apprends à mieux manger.* Il vous donnera les repères précis qui vous aideront à manger de façon équilibrée et saine tout au long de l'année. Et n'oubliez pas de mémoriser ce petit adage :

« La motivation permet de commencer et l'habitude permet de continuer ! »

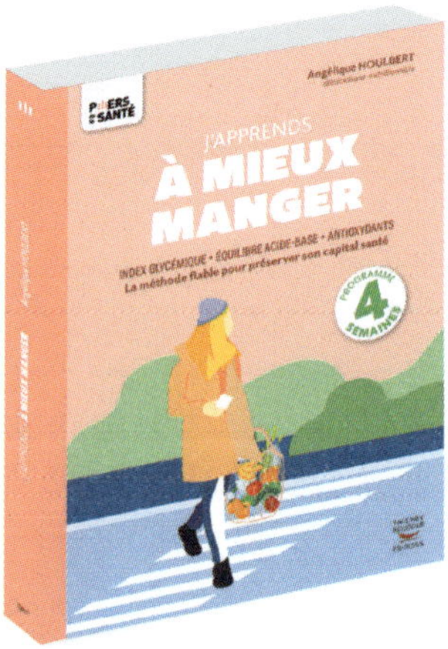